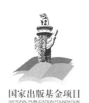

「十三五」国家重点图书出版规划项目

中医古籍名家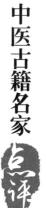点评丛书

总主编◎吴少祯

清·江涵暾◎撰

薛博瑜◎点评

笔花医镜

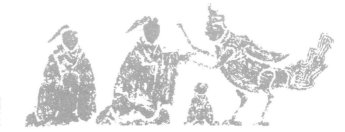

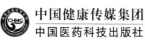

中国健康传媒集团

中国医药科技出版社

图书在版编目（CIP）数据

笔花医镜／（清）江涵暾撰；薛博瑜点评 . —北京：中国医药科技出版社，2021.1（2024.12重印）

（中医古籍名家点评丛书）

ISBN 978 – 7 – 5214 – 2228 – 3

Ⅰ . ①笔… Ⅱ . ①江… ②薛… Ⅲ . ①中医临床 – 经验 – 中国 – 清代 Ⅳ . ①R249. 49

中国版本图书馆 CIP 数据核字（2020）第 257164 号

美术编辑　陈君杞

版式设计　南博文化

出版　**中国健康传媒集团** | 中国医药科技出版社

地址　北京市海淀区文慧园北路甲 22 号

邮编　100082

电话　发行：010 – 62227427　邮购：010 – 62236938

网址　www. cmstp. com

规格　710 × 1000mm $^1/_{16}$

印张　8

字数　105 千字

版次　2021 年 1 月第 1 版

印次　2024 年 12 月第 2 次印刷

印刷　大厂回族自治县彩虹印刷有限公司

经销　全国各地新华书店

书号　ISBN 978 – 7 – 5214 – 2228 – 3

定价　**26. 00 元**

获取新书信息、投稿、为图书纠错，请扫码联系我们。

出版者的话

　　中医药是中国优秀传统文化的重要组成部分之一。中医药古籍中蕴藏着历代名家的思维智慧与实践经验。温故而知新，熟读精研中医古籍是当代中医继承、创新的基石。新中国成立以来，中医界对古籍整理工作十分重视，因此在经典、重点中医古籍的校勘注释，常用、实用中医古籍的遴选、整理等方面，成果斐然。这些工作在帮助读者精选版本、校准文字、读懂原文方面发挥了良好的作用。

　　习总书记指示，要"切实把中医药这一祖先留给我们的宝贵财富继承好、发展好、利用好"，从而对弘扬中医药学、更进一步继承利用好中医药古籍提出了更高的要求。为此我们策划组织了《中医古籍名家点评丛书》，试图在前人整理工作的基础上，通过名家点评的方式，更进一步凸显中医古代要籍的学术精华，为现代中医药的发展提供借鉴。

　　本丛书遴选历代名医名著百余种，分批出版。所收医药书多为传世、实用，且在校勘整理方面已比较成熟的中医古籍。其中包括常用经典著作、历代各科名著，以及古今临证、案头常备的中医读物。本丛书致力于将现有相关的最新研究成果集于一体，使之具备版本精良、校勘细致、内容实用、点评精深的特点。

参与点评的学者，多为对所点评古籍研究有素的专家。他们学验俱丰，或精于临床，或文献功底深厚，均熟谙该古籍所涉学术领域的整体状况，又对其书内容精要揣摩日久，多有心得。本丛书的"点评"，并非单一的内容提要、词语注释、串讲阐发，而是抓住书中的主旨精论、蕴含深义、疑惑谬误之处，予以点拨评议，或考证比勘，溯源寻流。由于点评学者各有专擅，因此点评的形式风格也或有不同。但其共同之点是有益于读者掌握、鉴识所论医籍或名家的学术精华，领会临床运用关键点，解疑破惑，举一反三，启迪后人，不断创新。

　　我们对中医药古籍点评工作还在不断探索之中，本丛书可能会有诸多不足之处，亟盼中医各科专家及广大读者给予批评指正。

中国医药科技出版社

2017年8月

余序

作为毕生研读整理、编纂古今中医临床文献的一员，前不久，我有幸看到张同君编审和全国诸多相关教授专家们合作编撰《中医古籍名家点评丛书》的部分样稿。感到他们在总体设计、精选医籍、订正校注，特别是名家点评等方面卓有建树，并能将这些名著和近现代相关研究成果予以提示说明，使古籍的整理探索深研，呈现了崭新的面貌。我认为这部丛书不但能让读者系统、全面地传承优秀文化，而且有利于加强对丛书所选名著学验主旨的认识。

在我国优秀、靓丽的文化中，岐黄医学的软实力十分强劲。特别是名著中的学术经验，是体现"医道"最关键的文字表述。

《礼记·中庸》说："道也者，不可须臾离也。"清代徽州名儒程瑶田说："文存则道存，道存则教存。"这部丛书在很大程度上，使医道和医教获得较为集中的"文存"。丛书的多位编集者在精选名著的基础上，着重"点评"，让读者认识到中医药学是我国优秀传统文化中的瑰宝，有利于读者在系统、全面的传承中，予以创新、发展。

清代名医程芝田在《医约》中曾说："百艺之中，惟医最难。"特别是在一万多种古籍中选取精品，有一定难度。但清代造诣精深的名医尤在泾在《医学读书记》中告诫读者说："盖未有不师古而有济于今者，亦未有言之无文而能行之远者。"这套丛书的"师古济今"十分昭著。中国医药科技出版社重视此编的刊行，使读者如获宝璐，今将上述感言以为序。

中国中医科学院

余瀛鳌

2017年8月

目录 | Contents

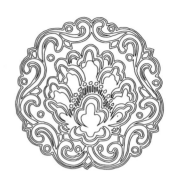

卷之四 ·· 85

全书点评 ⊛

　　《笔花医镜》，又名《卫生便览》，由清代医家江涵暾撰著。江涵暾，原名秋，号笔花，浙江归安（今浙江吴兴县）人，工于诗书，中年开始究心医学，嘉庆十三年（1808）中进士，官至广东同县知县。后因病归乡，因其素精岐黄之术，遂行医道。仅有《笔花医镜》存世，初刊于清道光四年（1824）。该书既提纲挈领，又浅显易懂，内容切合临床，是一部流传甚广、颇有影响的医学入门著作。

一、成书背景

　　江涵暾约生于清乾隆年末期，主要生活在嘉庆至道光年间。明清以降，中医药学术理论体系渐臻成熟，多位医家整理、总结前贤经验，结合自己临床实践体会，广征博采，著书立说，出现众多医学名著。如明代虞抟《医学正传》、李梴《医学入门》、孙一奎《赤水玄珠》、王肯堂《证治准绳》、张介宾《景岳全书》、李中梓《医宗必读》、秦景明《症因脉治》、李时珍《本草纲目》、汪昂《医方集解》、陈实功《外科正宗》、武之望《济阴纲目》等；清代喻嘉言《医门法律》、张璐《张氏医通》、李用粹《证治汇补》、程钟龄《医学心悟》、吴谦《医宗金鉴》、林珮琴《类证治裁》、傅山《傅青主女科》、陈复正《幼幼集成》、叶天士《临证指南医案》等，可谓包罗万象，汗牛充栋。其中或为综合巨著，或为专科大论，缺少简明扼要且行之有效的医学入门著作。陈修园之《医学三字经》通俗浅显，然于医学教学或知识普及则可，于临证辨治则略嫌不足。江氏虑于此，乃采前贤之说，融己之心得，著成《笔花医镜》，使学医者能执简驭繁，融会贯通，"有志者熟玩是编，据为要领，而旁参诸大家之说，自可一览了然，将近以事亲，远以济众"；又若乡僻间不及延医者，亦能对症自医，按病索方，而不至于延误病情。

究《笔花医镜》之学术渊源，"表里虚实寒热辨"脱胎于张仲景、张景岳的见解，"内伤外感杂治说"受李东垣辨内伤外感的启示，"伤寒论治"参考了仲景治法，"虚劳论治""疫痢疟肿论治""女科证治"主要继承程钟龄的经验。该书脏腑辨治模式，也是在吸纳了历代名家的学术思想后发展而来的。"表里、虚实、寒热、阴阳"的辨治思想在《伤寒论》中已基本明确，至唐代孙思邈则确立了脏腑虚实辨证论治，金代张元素所著《脏腑标本寒热虚实用药式》使脏腑辨证及相应用药系统更为精细。在此基础上，《笔花医镜》对脏腑辨证用药，进一步做了简要而独特的概括。

因该书文笔通俗、内容广泛、论述精要、紧密联系临床，刊印后好评如潮。本书初刊后，因简明实用，流传甚广，自其问世以来，先后刊印了70余次。考其版本源流，大致可分为三大支系：一是道光四年原刻本支系；二是道光十四年钟承露刻本支系；三是咸丰六年河南徐惺斋刻本支系。道光二十四年，李天锡据钟承露刻本重刊，后世又据李天锡刻本多次翻刻，故该版本支系流传最广。

全书共分4卷：卷一总论四诊八纲辨证，阐述内伤外感及伤寒时疫、虚劳证治等，部分为医论医话；卷二列脏腑证治十二部，统述内科杂病辨证、补泻药队及各部列方；卷三为儿科证治及调护；卷四为女科证治及将护。

二、主要学术思想

1. 整体辨证，以表里虚实寒热为纲

在卷一中，江氏先后论述了四诊八纲、伤寒、虚劳等辨证原则及治疗方法。其中尤重"整体辨证"。如他认为辨小儿咳嗽，多由于感受风寒之邪所致。小儿素禀纯阳之体，易虚易实，体质娇嫩，易受邪侵，风寒之邪袭表，首先犯肺，肺气失宣而上逆，则发咳嗽，反映了江氏辨小儿咳嗽注重"天人合一"的思想。对于四诊的运用，强调四诊合参，尤重"望""问"。"望闻问切论"提出"四事本不可缺一，而唯望与问为最要"。又江氏辨伤寒六经传变，"伤寒之症……初起时邪，在太阳膀胱经……继传阳明胃经……再传少阳胆经……失治则传入三阴矣"，从整体上把握脏腑之间生理联系，判断病情变化，体现了脏腑经络的关联性。

江氏辨证，首辨何脏何腑，而后审其表里虚实寒热，既定位又定性。诚如"自序"言："自可按对病情，审为何脏何腑，是阴是阳，不乖乎表里虚实寒热之真，即知为心肝脾胃肺肾之疾。"后续以各脏腑之表里寒热虚实病症，分别配温凉补泻药队，由此总结出五脏六腑用药规式，循序渐进，层次分明，体现了江氏清晰的中医临床思维。

2. 临证论治强调执简驭繁

江氏认为临证辨治，当以形求理，执简驭繁。"自序"言："然至变者病，而可见者恃乎形；至精者医，而可据者恃乎理。以形求理，即以简驭繁。达乎此，通乎彼，固有千万言所不能尽，而一二语足以赅之矣。"如有医家将带下证分为"五带"，但或因划分过细，甚至牵

强，临证不易掌握。江氏指出："带症有青黄赤白黑之分，亦不必分属五脏，总之不外乎脾虚有湿而已。"一语中的。又如小儿积症有食、痞、虫、痰、水等之分，临证治法繁多，且可见积久不消，或消而复积，或积未去而元气先伤等状，初习者颇难应对。江氏于此，独有心得，卷之三"食积痞积虫积痰积水积"云："诸积皆属于脾，脾土果旺，则何物不化？至于成积，脾力之弱可知已。然积既已成，势不能不用药以消，夫欲消困脾之积，必更伤受困之脾。愿治积者必时时顾念脾土而后可。"再如卷之四"女科证治"提出："妇女之症……大要不离乎中情郁结者近是。"这种以简求精的方法，对临床辨治疾病具有重大的指导意义。

3. 博采众长，推崇仲景、东垣、景岳、钟龄

江氏"中岁究心医学"，是书博览典籍而撷其精华，虽云"大半采仲景、东垣、景岳、钟龄诸家之说"，《内经》《难经》诸经典之渊源亦清晰可见。如关于水肿，《素问·水热穴论》提出："肾者，胃之关也，关门不利，故聚水而从其类也。"《金匮要略·水气病脉证并治》篇曰："诸有水者，腰以下肿，当利小便；腰以上肿，当发汗乃愈。"江氏以五皮饮为主方治疗水肿，参以仲景分部治疗法则，据发病部位分为在表、在里，据发病证候辨因寒、因热，依证加减论治。

《难经·五十七难》有五泄，其中大肠泄、小肠泄、大瘕泄与痢疾关系密切："大肠泄者，食已窘迫，大便色白，肠鸣切痛。小肠泄者，溲而便脓血，少腹痛。大瘕泄者，里急后重，数至圊而不能便，茎中痛。"江氏在吸取前人经验基础上，认为本病多因于夏秋之际，感受暑热之邪，或感风寒生冷之邪，内郁化火，火不得舒，迫下而为痢。提出痢疾应分寒热，"热者为赤，寒者为白，热伤血分者为赤，热伤气分者为白"，并指出痢疾初起不应妄用攻法，恐妄攻则伤正气。

关于疫病，叶天士提出"温邪上受，首先犯肺，逆传心包"。江氏参《温热论》《温病条辨》等论述，结合自身多年临证经验，认为疫病之感有经络入和口鼻入两种途径；治疗提出四法，即"发散、解秽、清中、攻下"，师古不泥古，知常达变，灵活发挥。

江氏甚为推崇东垣脾胃学说，《脾胃论·脾胃虚实传变论》："元气之充足，皆由脾胃之气无所伤，而后能滋养元气；若胃气之本弱，饮食自倍，则脾胃之气既伤，而元气亦不能充，而诸病之所由生也。"

江氏论治小儿病证，时时不忘顾护脾胃。如论治小儿吐泻，主张吐泻后速宜培补脾阳，固护脾气；治疗积症，认为"诸积皆属于脾"，提出"夫欲消困脾之积，必更伤受困之脾，愿治积者必时时顾念脾土而后可。"可见，他在学术上既有传承，又有创新。

4. 精选名方，用药轻重有序

《笔花医镜》各部所列治方，均为公认的历代名方，多年临床实践证明疗效良好。如盗汗，《临证指南医案·汗》认为"阳虚自汗，治宜补气以卫外；阴虚盗汗，治当补阴以营内"。江氏以生地黄煎清其虚热，以八珍汤补其正虚，甚为合拍。六味地黄丸源于宋代钱乙所著《小儿药证直诀》，主要功效为滋阴补肾。江氏提出肾虚或肝肾虚见头痛、耳鸣、耳聋、咳嗽、喘、腰痛、目视无光、大便结诸症，均可以六味地黄丸或其加味治疗，"头痛者，血不能充髓海也，六味地黄丸主之；耳鸣者，血虚火旺也，六味地黄丸加牛膝、知母主之；耳聋者，虚闭也，六味地黄丸加枸杞、人参、石菖蒲、远志主之……咳嗽者，虚火铄金也，六味地黄丸加白蜜、胡桃主之；喘者，水亏火炎也，知柏八味丸主之……腰痛者，水不足也，六味地黄丸加杜仲、川续断主之……目视无光者，水不足也，六味地黄丸主之；大便结者，血虚液枯也，六味地黄丸加白蜜、胡桃主之。"由此可见，江氏临证应用前贤名方，得心应手。其他方药如四君子汤、六君子汤、四物汤、平胃散、二陈汤、逍遥散、承气汤、小柴胡汤、藿香正气散、桂枝汤、止嗽散、补中益气汤、归脾汤、萆薢分清饮，在脏腑各部表里、寒热、虚实病证中灵活使用，足见其对经典名方的熟悉程度。

江氏学术思想的另一个显著特点体现在用药上。《笔花医镜·例论》指出："用药如用兵，须量其材力之大小。盖有一利，即有一弊。如大补大攻、大寒大热之品，误用即能杀人。"在各脏腑证治首先列出药队，与前述病证相应，分为补、泻、温、凉4类。每类药根据药力大小和药性缓急，再分"猛将""次将"。由此，每个脏腑药队分作8类，使脏腑辨证用药轻重有序，利于临床辨证论治、遣方施药。以肝部药队为例，共分为补肝猛将、次将；泻肝猛将、次将；凉肝猛将、次将；温肝猛将、次将。各种治疗肝脏疾病的主要药物分列其中：如补肝猛将有枸杞、北五味等，补肝次将有茱萸、菟丝子等；泻肝猛将有郁金、桃仁等，泻肝次将有木香、延胡索等；凉肝猛将有龙胆草、胡黄连等，凉肝次将有羚羊角、夏枯草等；温肝猛将有肉桂、桂枝等，温肝次将有菟丝子、艾叶等。如此分类之法，使药物性能一目了然，开中药本草运用之先河，值得临床借鉴。

三、学习要点

1. 学习辨证论治思路

《笔花医镜》于内科病证辨治，"以形求理"，根据患者症状、形色、舌脉，以脏腑、八纲辨证为主体，从表里、虚实、寒热诸方面，分析病机，确定治法方药，之后列出各部药队及治方，理法方药循序渐进，丝丝入扣，临床思路清晰。应当认真学习这样的中医辨治方法，进一步归纳、总结、整理，并且在临床实践中加以运用，以掌握其辨证论治模式。

2. 熟读、记忆重点内容

《笔花医镜》内容浅近，论述简要，且篇幅不长。学者应通读、熟读，尤其书中诸多医论，甚为精妙，可重点记忆。如"自序"篇云："天下之至变者，病也；天下之至精者，医也。欲极其精以穷其变，虽千万言不足以发明其绪"；"至变者病，而可见者恃乎形；至精者医，而可据者恃乎理。以形求理，即以简驭繁"；"俾人人得有简要之方，偶遇一症，自可按对病情，审为何脏何腑，是阴是阳，不乖乎表里虚实寒热之真，即知为心肝脾胃肺肾之疾。症既洞澈，药自效灵"。"例论"篇提出："用药如用兵，须量其材力之大小。盖有一利，即有一弊。如大补大攻、大寒大热之品，误用即能杀人。""内伤外感杂治说"篇指出："前言表、里、虚、实、寒、热六字，病已尽在其中矣。而表里之中，又有内伤、外感之治焉。内伤者，里证也，而有气、血、痰、郁四字之分；外感者，表证也，而有风、寒、暑、湿、燥、火六字之别。""小儿吐泻"篇曰："然吐泻久则脾胃必虚，肝木必侮，无论因何而起，凡大吐大泻之后，即有火亦清，有食亦出，速宜培补脾阳，勿使气脱。""食积痞积虫积痰积水积"篇提出："诸积皆属于脾。脾土果旺，则何物不化？至于成积，脾力之弱可知已。然积既已成，势不能不用药以消。夫欲消困脾之积，必更伤受困之脾，愿治积者必时时顾念脾土而后可。"可谓字字珠玑。再有各部药队，既含前贤经验，又蕴作者体会，便捷实用，切合临证，均可熟记。

3. 要有质疑精神

江氏采诸家之长，师古不泥古。其学术思想深受《内经》及仲景、东垣、丹溪、景岳、钟龄等影响，并继承了吴又可、叶天士等的温病学理论。对于前人的思想与经验，江氏主张以质疑的目光，批判地继承与吸收。例如惊风为儿科重症，有急惊风、慢惊风之分。江氏认为"惊风"之名不妥："儿科有急惊风、慢惊风二症，不惟惊字全无干涉，即风字亦未可混称。……且风字亦有二义，在外感则为风邪，宜用表散；在内病则为肝风，宜用镇息，今混言之曰风，究竟外风乎？内风乎？"江氏指出："盖时俗所谓急惊风者，痰火闭也。""世俗所谓慢惊风者，脾虚生风也。"遂从病机，将小儿急、慢惊风命名为"痰火闭症"与"木侮土症"。提出急惊风属实火，治当镇息；慢惊风多虚寒，法当温补；暴受惊恐者，非惊风一类，治宜养心安神定魂。针对某些医家仅靠脉象诊断疾病的情况，江氏认为："医家谓据脉定症，是欺人之论也。惟细问情由，则先知病之来历；细问近状，则又知病之浅深。而望其部位之色，望其唇舌之色，望其大小便之色，病情已得八九矣。而再切其脉，合诸所问、所望。"四诊合参方能准确辨治。江氏又告诫医家，"遇暑倦辄用清暑益气汤，而不知黄芪之闷；遇热喘辄用生脉散，而不知五味子之敛，岂不误人乎？"江氏认为古方虽有精意，但万不可拘泥于此，随意套用。同时，我们学习《笔花医镜》，也要有质疑精神，不能完全按图索骥。如各部药队，虽具鲜明特点，但亦为江氏一家之言，应当批判地继承与吸收。北五味为补心猛将，依据在何？与今之临床使用现状或有不一。江氏泻肝猛将取郁金、桃仁、青皮、莪术、沉香辈，或为泻肝之气结血滞，与今云泻肝多为清泻实火其意已有不同，故现多以龙胆草为泻肝猛将，胡黄连为泻肝猛将亦较难理解。再如前言之急惊风、慢惊风，至今仍为儿科病名，是有其可取之处，或为约定俗成之故。

4. 仍当深读相关原著

《笔花医镜》是一部较好的医学门径书，但因作者撰著原意及篇幅所限，内容浅显，若要进一步深造，还必须多研读相关中医经典及各家著作。如本书所涉之《黄帝内经》、仲景《伤寒杂病论》、东垣《内外伤辨惑论》《脾胃论》、介宾《景岳全书》、钟龄《医学心悟》，及《难经》《诸病源候论》《备急千金要方》《太平圣惠方》《三因极一病证方论》《证治准绳》《本草纲目》《医方集解》《外科正宗》《张氏医通》《医宗金鉴》《傅青主女科》《临证指南医案》等，同时将所学验之于临床，才能达到理论水平和实践能力明显提高的目的。

薛博瑜

2020 年 10 月

整理说明 ⊛

　　《笔花医镜》初刊于清道光四年（1824），为清代医家江涵暾（原名秋，号笔花）所著。全书共 4 卷：卷一总论四诊八纲辨证，阐述内伤外感及伤寒时疫、虚劳证治等；卷二列脏腑证治十二部，统述内科杂病辨证论治、补泻药队及各部列方；卷三、卷四分述儿科、女科证治及将护方法。自其问世以来，该书先后刊印了 70 余次。本次点评整理以清道光十四年（1834）刊本为底本，以清同治十年（1871）维扬文富堂刻本、清光绪十一年（1885）嘉兴孙震孚、葛松年校刊本、上海文瑞楼石印本等为参校本。

　　在点评过程中，力求保持底本原貌，但也做了一定的调整处理。将原书繁体竖排改为简体横排，并以现代标点符号对原书进行句读。原书中方位词"右"，均径改为"上"，不出校注。底本中的异体字、通假字，今径改作正体字。底本中卷三儿科、卷四妇科之详细目录，移于书前总目录中。底本中序言无标题，今以"钟序""自序"作为标题，便于阅读。为避免繁琐，对不影响医理和文理的字、词及标点之异不予出注。

钟序

　　天地阴阳，风寒暑湿，冷暖虚实，各因其人体气以受病，各因其地时气以致疾，原非一概而论。即如两人同一病，致病受病，就有不同；并有一人一身，前后同一病，而筋络脏腑之行，又有不同。命之理微，地之理微，医之理亦微。所谓失之毫厘，谬以千里，诚不我欺。迥乎难挽，甚未容易言医，其故或在认症之不真，学问所不到，譬之行兵临阵，有所不久，不久而即不熟。且人之受病，有内有外，有虚有实，有火有寒，有阴有阳，有暑湿而似乎虚弱，有虚弱而类乎风邪，是凡医家不可以不细加体察。予风尘薄宦，无济世之力，有救人之心，无论其力之能与不能，而心之再无不尽其到也。偶与友人沈月枝论及世道人心，因而就病谈医，于是乎渠欣欣然出示《笔花医镜》一书，书系抄本，予捧而翻阅，恐不克久而不忘。且此等书果可以济世救人，何妨共诸同好。予骤然付梓刊印，布告同人，或为医家之一助，不没江公一片婆心云尔，是为序。

道光十四年仲冬之月上浣皖江古舒钟承露谨序

【点评】钟序之意，谓人身之病，各有不同，医者应详察细析。然概言之不外内外、虚实、火寒、阴阳，或有兼夹。已隐喻《笔花医镜》之辨治以八纲为重。虽未对该书表示过多赞美，但推崇之意显见。

自序 | ◉

天下之至变者，病也；天下之至精者，医也。欲极其精以穷其变，虽千万言不足以发明其绪。是以岐、雷、贷季①而后，名家辈出，议论纷如。而合诸病情变幻，有难以按图而索骥者。暾何人斯，而敢以一二浅言，谓足以罄乃事乎？然至变者病，而可见者恃乎形；至精者医，而可据者恃乎理。以形求理，即以简驭繁。达乎此，通乎彼，固有千万言所不能尽，而一二语足以赅之矣。暾自中岁究心医学，往来于江浙之间，深知其难，亦不敢自安于拙。迨服官东粤，学渐荒芜。而习见此邦医士，如文家相题布局，理法未清，其何以司活人之柄耶？病家固不甚讲求，但以神鬼为福，即偶延医诊，而默受其误者，亦终莫之知，是诚不服药为良矣！可慨也夫！暾久思引救，碍于官箴。兹将引退还山，略举其要，镌为一编。俾人人得有简要之方，偶遇一症，自可按对病情，审为何脏何腑，是阴是阳，不乖乎表里虚实寒热之真，即知为心肝脾胃肺肾之疾。症既洞澈，药自效灵，

---

① 岐、雷、贷季：岐，岐伯；雷，雷公，上古医家，精于针灸；贷季，傀贷季，岐伯之师，善医。

较诸受命于瞽①，以身为鹄②者，其损益可昭然判也。诚愿有志者熟玩是编，据为要领，而旁参诸大家之说，自可一览了然，将近以事亲，远以济众，于生灵不无稍补焉。是为序。

时道光四年孟夏之月上浣浙江归安江涵暾自序

【点评】江氏言疾病变化多端，须医者根据其病状（形）分析其病机（理）。感叹某些医者不明医理，即予施治，而病者无识，或反受其患。提出临证辨识，当重脏腑，并明阴阳表里虚实寒热，方能提纲挈领，不致谬误。是序已示江氏临证以脏腑辨证和八纲辨证为要。

---

① 受命于瞽：谓行事而听从盲者指令，必然受损。瞽，盲人。

② 以身为鹄（gǔ 古）：此处意为将自己的身体当做箭靶。喻医者之不明，或致病者承受不良的后果。鹄，射箭的靶子。

例论

　　数页书岂能疗千万病，然有纲举目张之法。盖病总由脏腑，总不外虚实寒热。审知其为何脏何腑之虚证、实证、寒证、热证，而联其病类以集之，则药归同路，疗一病可，疗千万病亦无不可，固不在多立病名，多立方书也。此所谓镜也。

　　【点评】再点诊病当从脏腑之寒热虚实辨识，以此为纲，则病证犹如镜之明，亦为本书命名之意。

　　凡人不愿知医者，以卷帙浩繁，见而生畏，不知从何学起也。兹但言其现何病象，系何脏腑，作何治法，寥寥数语，亦易知矣。其一切经络源委，概不缕叙，避繁赜也。若欲究其全，则自有诸名家书在。

　　【点评】本书以形（病象）述理论治，执简驭繁。诸病之源流，概不赘述。如有疑义，可寻他者，表明该书以临证实用为要务。

　　用药如用兵，须量其材力之大小。盖有一利，即有一弊。如大补大攻、大寒大热之品，误用即能杀人。各部后分为猛将、次将，俾阅者不敢轻用，即用亦必斟酌分量，庶知利害。

【点评】本段提出用药当慎重，补泻寒热各有尺度分寸。后述各部相当药物，以猛将、次将喻之，教人据情审用。

人生一小天地。病之轻者，如日月之食，不转瞬自必回和，断不可轻易服药，恐益乎此，则损乎彼也。曃阅历既久，悉知其故，宁受众怨，不轻徇情。此事如老将临阵，大贾航海，愈历炼而愈知畏耳。

是书浅近，说法别无精意，不过愿人人稍知医理，不为庸医所误，以延寿命。且乡僻间不及延医者，亦可对症自医，取其便耳。至医家读书少而阅历浅者，得此亦有头绪，稍知把握，便可活人。

医家首在立品。古人云：行欲方而智欲圆，心欲小而胆欲大。人之性命在我掌握中，专心揣求，尚虞有失，此事岂同儿戏乎？若一涉利心，则贫富歧视，同道相攻，伪药欺售，置人命于脑后矣。试仰观苍苍者何物耶。而为病家者，亦宜以上宾礼貌相待，须思此人为我父母妻子救命而来，并非剃头剔脚者，可任我招之来麾之去也。

【点评】医者仁心，以德为先，病者求治，亦当恭敬。

是编总絜之处用"□"，分析病由用"△"，证明病状用"、"，切要处用"○"。

是编大半采仲景、东垣、景岳、钟龄诸家之说，亦述而不作之意。

凡古人立方，寓有精意，然断不可呆用。余尝见浅医未经阅历，遇暑倦辄用清暑益气汤，而不知黄芪之闷；遇热喘辄用生脉散，而不知五味子之敛。卒至暑热伏留，缠绵床蓐而毙，甚可哀也。他如六味地黄汤及麻黄汤、桂枝汤等，必须斟酌万稳而进，或用次将之品代之。否则，一误之下，不可挽回，归咎古人，古人岂任受哉？

【点评】发凡起例，开宗明义，全书以脏腑、八纲辨证论治，以简明切用为旨，施药须慎，尤重医德。直言宗仲景、东垣诸家之说，并嘱师古而不泥古。俾后学一读即知其意。

卷之一

诊脉歌

病人双腕仰，高骨定为关。<small>依掌后之高骨定为关脉。寸脉量虎口，尺脉准臂弯。关前距虎口一寸，故曰寸；关后距臂弯一尺，故曰尺。</small>左寸心包络，左关胆与肝。左尺司何职，膀胱肾系焉。右寸胸中肺，胃脾属右关。要知大肠肾，右尺自昭然。

口鼻一呼吸，脉来四五跳，此是无病者，平和气血调。三至为迟候，六至作数教。迟则寒之象，数则热之标。一二寒愈盛，七八热更饶。

轻举得皮面，表邪脉故浮。若是病在里，重取须沉求。洪长征实健，细弱识虚柔。水湿并痰饮，滑利又弦遒。紧促气内乱，伏涩气疑留。妊娠中止代，失血中空芤。<small>代脉中止，芤脉中空。</small>只此尚易见，其他渺以幽。

【点评】脉学艰深，常云"心下了了，指下难了"。江氏言以左右寸关尺候五脏六腑，为公认之说。列出浮、沉、迟、数、洪、细、滑、弦、紧(促)、伏、代、芤等临证常见典型之脉以为示例。

望舌色

舌者心之窍，凡病俱现于舌，能辨其色，症自显然。舌尖主心，舌中主脾胃，舌边主肝胆，舌根主肾。假如津液如常，口不燥渴，虽或发热，尚属表证。若舌苔粗白，渐厚而腻，是寒邪入胃，挟浊饮而欲化火也，此时已不辨滋味矣，宜用半夏、藿香。迨厚腻而转黄色，邪已化火也。用半夏、黄芩。若热甚失治则变黑，胃火甚也，用石膏、半夏。或黑而燥裂，则去半夏，而纯用石膏、知母、麦冬、花粉之属以润之。至厚苔渐退，而舌底红色者，火灼水亏也，用生地、沙参、麦冬、石斛以养之，此表邪之传里者也。其有脾胃虚寒者，则舌白无苔而润，甚者连唇口面色俱萎白，此或泄泻，或受湿，脾无火力，速宜党参、焦术、木香、茯苓、炙草、干姜、大枣以振之。虚甚欲脱者，加附子、肉桂。若脾热者，舌中苔黄而薄，宜黄芩。心热者，舌尖必赤，甚者起芒刺，宜黄连、麦冬、竹卷心。肝热者，舌边赤或芒刺，宜柴胡、黑山栀。其舌中苔厚而黄者，胃微热也，用石斛、知母、花粉、麦冬之类。若舌中苔厚而黑燥者，胃大热也，必用石膏、知母。如连牙床唇口俱黑，则胃将蒸烂矣，非石膏三四两，生大黄一两，加粪金汁、人中黄、鲜生地汁、天冬麦冬汁、银花露大剂之投不能救也。此唯时疫发癍及伤寒症中多有之。余尝治一独子，先后用石膏至十四斤余，而癍始透，病始退。此其中全恃识力。再有舌黑而润泽者，此系肾虚，宜六味地黄汤。若满舌红紫色而无苔者，此名绛舌，亦属肾虚，宜生地、熟地、天冬、麦冬等。更有病后舌绛如镜，发亮而光，或舌底嗌干而不饮冷，此肾水亏极，宜大剂六味地黄汤投之，以救其津液，方不枯涸。

【点评】望舌而知正气之盛衰，观苔以晓浊邪之深浅。然非就舌论舌，而是直接延伸至治，此古今舌诊之异也，而彼尤嵌合临床之用，可为今日教习之借鉴。又，江氏望舌，于火、热、阴伤落笔，或与江浙温病学派颇有渊源。

望闻问切论

望者，看形色也。闻者，听声音也。问者，访病情也。切者，诊六脉也。四事本不可缺一，而唯望与问为最要。何也？盖闻声一道，不过审其音之低响，以定虚实；嗽之闷爽，以定升降。其他则无可闻也。切脉一道，不过辨其浮沉以定表里；迟数以定寒热；强弱以定虚实。其他则胸中了了，指下难明。且时大时小，忽浮忽沉，六脉亦难定准。故医家谓据脉定症，是欺人之论也。惟细问情由，则先知病之来历；细问近状，则又知病之浅深。而望其部位之色，望其唇舌之色，望其大小便之色，病情已得八九矣。而再切其脉，合诸所问、所望，果相符否，稍有疑义，则默思其故，两两相形，虚与实相形，寒与热相形，表与里相形，其中自有把握之处，即可定断。慎斯术也，以往其无所失矣。

【点评】四诊合参，尤重"望""问"。以望者真实可靠，持之有据；问者知患何苦，晓病之缘由及深浅，乃可对症下药。

表里虚实寒热辨

凡人之病，不外乎阴阳。而阴阳之分，总不离乎表、里、虚、实、寒、热六字尽之。夫里为阴，表为阳；虚为阴，实为阳；寒为阴，热为阳。良医之救人，不过能辨此阴阳而已；庸医之杀人，不过错认此阴阳而已。假如发热恶寒，鼻塞咳嗽，头痛脉浮，舌无苔，口不渴，此病之在表者也；如或潮热恶热，口燥舌黄，腹痛便涩，脉沉，此病之在里者也。假如气短体弱，多汗惊悸，手按心腹，四肢畏冷，脉来无力，此病之本虚者也；若病中无汗，或狂躁不卧，腹胀拒按，脉实有力，此病之又实者也。假如唇舌俱白，口不渴，喜饮热汤，鼻流清涕，小便清，大便溏，手足冷，脉迟，此病之犯寒者也；若舌赤目红，口渴喜冷，烦躁，溺短便秘，或唇燥舌干，此病之患热者也。凡此皆阴阳之分也。至于邪盛正衰，阴虚火亢等，则又阴中之阳，阳中之阴，其间毫厘千里，命在反掌，辨之者安得而不慎。

【点评】八纲辨证，阴阳为总，再分表里、虚实、寒热。表里者，病变之部位；虚实者，邪正之盛衰；寒热者，病情之征象。以此详之，病证清晰可辨。

表治宜发散也。如初感风寒，发热头痛，但用苏梗一钱五分，荆芥一钱五分，防风一钱，川芎一钱，甘草五分，生姜二片以散之。头痛甚，加羌活六分；如鼻塞，或流清涕，加半夏一钱五分，茯苓、陈皮各一钱；如咳嗽，则加桔梗七分，杏仁三钱，前胡一钱之类。一剂得汗而热即退，不必再服。但避风寒，忌油腻。未得汗则再剂而止。

若寒热往来，欲作疟状，宜用柴胡八分，酒芩八分，赤芍一钱，制半夏一钱五分，甘草五分，大枣三枚，生姜三片以和之。虚者加防、党二钱。此其症在表，切勿妄用枳壳、神曲、麦芽消导之药，引邪入内。

【点评】经曰"其在皮者，汗而发之"，此治表之法也。若邪在少阳，则可用柴胡剂。然文中所述表散，皆为风寒而设。若为风热故，则宜参银翘、桑菊辈。

里治宜归经也。有虚实，有寒热，宜辨其病在何脏腑而治之，法详脏腑门。惟喜怒忧思悲恐惊谓之七情，此里证之最难治者，但宽其心而药始效，否则无益也。然证在于里，大忌发散，散之则虚者汗脱，热者燔炽，医家动辄用表，可惧哉。

【点评】里证治法最多，另详后文。须知表、里当明辨，证在里而发表，恐变证迭起，如当铭记"亡血者无汗"之戒。

虚治宜补也。然有阴虚，有阳虚。血虚者为阴虚，宜补其血。轻者用生地四钱、首乌二钱、归身一钱五分、酒芍一钱五分、炙鳖甲二钱、稻豆皮三钱、海参三钱、北沙参三钱之类；重者用熟地五钱、枸杞三钱、五味七分、萸肉一钱、菟丝一钱以填之。气虚者为阳虚，宜补其气。轻者用党参三钱，白术二钱，山药二钱，茯苓一钱五分，炙草六分，红枣六枚，生姜一片之类；重者用人参一钱，黄芪一钱五分以振之。气欲脱则并加附子二钱，干姜二钱以回阳。若气血兼虚，则阴阳并补，八珍汤、十全大补汤，皆圣药也。

【点评】形不足者，温之以气；精不足者，补之以味。

实治宜泻也。心有火邪，肺有风寒，脾有食积、虫痞、湿热，肝有郁怒之气，胆、胃、包络、膀胱、大小肠各能受邪，皆为实症，治法详各脏腑门。然治实以速为功，苟迁延日久，病未去而元气虚，则难以消导矣。

寒治宜温也。寒在表则恶风寒，宜苏叶一钱，藿梗二钱，荆芥、防风各一钱，前胡一钱五分，杏仁三钱，生姜三片之属，以散其邪；甚则桂枝五分，麻黄五分，细辛六分。寒在里则喜热汤，宜制夏二钱，藿香一钱五分，焦术一钱五分，制朴一钱，吴茱萸八分，焦谷芽三钱，煨姜二片，砂仁二粒之属，以暖其中；甚则附子六分，肉桂六分，干姜六分。凡寒症，唇舌必白，脉迟，便利，腹或冷痛，一投寒凉，入口立脱，慎之。

【点评】寒有表里。在表者，在肺卫，辛温发散宣肺；属里者，在脾胃，温中散寒。而加附子、肉桂、干姜，则为阳虚有寒，非用温补不可。

热治宜凉也。然热症有实火，有虚火。实火之症，或因外感，或因内郁所致，宜分脏腑治之。火之微者，黑山栀一钱五分，石斛三钱，地骨皮二钱，青蒿一钱五分，丹皮一钱，连翘一钱五分，麦冬二钱，花粉一钱五分，银花三钱，竹叶五分，灯心一握之属；甚者加黄连七分，黄芩一钱五分，或石膏四钱，知母一钱五分；极甚则用大黄一钱五分，龙胆草七分等。虚火之症，或阳虚外热，口不渴，唇不红，脉不数，宜四君子汤，以补其阳；若阴虚内热，舌或绛，头或痛，目或干，过午便热，宜四物汤、六味地黄汤，以补其阴。

【点评】东垣《内外伤辨惑论》卷中云："内伤脾胃，乃伤其气……惟当以甘温之剂，补其中，升其阳，甘寒以泻其火则愈。"阳虚外热用四君子汤，深得东垣之义。

内伤外感杂治说

前言表、里、虚、实、寒、热六字，病已尽在其中矣。而表里之中，又有内伤、外感之治焉。内伤者，里证也，而有气、血、痰、郁四字之分；外感者，表证也，而有风、寒、暑、湿、燥、火六字之别。再详其治法，医无余蕴矣。

【点评】病有外感、内伤。内伤多里证，气、血、痰、郁为要，再分虚实；外感属表证，按风、寒、暑、湿、燥、火六气论治。此言简明扼要，尤宜初入门者。

内伤：一曰气。气虚者，四君子汤；若气实而滞者，宜香苏散、平胃散。二曰血。血虚者，四物汤；若血实而凝者，宜手拈散。三曰痰。痰轻者，二陈汤、六君子；若顽痰胶固，变生怪症，或停饮膈间，宜滚痰丸、小半夏加茯苓汤之类。四曰郁。凡喜、怒、忧、思、悲、恐、惊皆能致郁。郁小者，越鞠丸、逍遥散；若五郁互结，腹膨肿满，二便不通，宜神佑丸、承气汤之类，此内伤之治也。

【点评】内伤之治，气、血、痰、郁。气、血分虚实，痰、郁有轻重。其中五郁互结，当为气、痰（湿）、火（热）、食、血诸胶结。神佑丸者，峻下攻逐之物，非诸郁沉积，邪气实而正不衰，毋能轻用。

外感：一曰风。真中风是也，非表治中之偶感风寒也。风有中腑、中脏、中血脉之殊。中腑者，与伤寒同，太阳，用加味香苏散，阳明，用葛根汤，少阳，用小柴胡汤；中脏者，眩仆昏冒，痰声如锯，内有热风、寒风二种。热闭则先用搐鼻散，次以牛黄丸灌之，便结胀用三花汤；冷脱则汗珠头摇，以附子理中汤急救之，或三生饮；中血脉者，口眼㖞斜，半身不遂，大秦艽汤加竹沥、姜汁、钩藤。二曰寒。伤寒是也。寒在表，则与风之中腑治同；寒入里，用附子理中汤，法详《伤寒论》。三曰暑。暑轻者，但烦渴，益元散足矣；暑重者汗喘昏闷，消暑丸灌之。寒包暑者，头痛恶寒而烦渴，四味香薷饮加荆芥、秦艽；若暑天受湿而霍乱，藿香正气散主之；更有干霍乱症，吐泻不得，俗名绞肠痧，粥饮入口即败，危症也，陈香圆煎汤救之。四曰湿。或受潮，或食冷，面黄身重，平胃散治之；若黄疸则目溺色黄，茵陈大黄汤、茵陈五苓散、茵陈姜附汤；若发肿，五苓散、五皮饮；若渗入筋络，肩背臂痛，用秦艽天麻汤、蠲痹汤。五曰燥。此症惟秋冬时久晴有之，而吃鸦片者更易犯。其症鼻干口渴咽痛，舌燥目火，便秘干热，不宜发表，宜用生地、天冬、麦冬、花粉、沙参、元参、归身、梨藕蔗汁之类以润之。六曰火。治法详于前热治中，更审其脏腑，投凉则得矣。然中寒则暴痛，中暑则猝闷，中湿则痰塞，中火则窍闭，皆能猝然昏倒，非中风而似中风，谓之类中，勿概作中风治。此外感之治也。

【点评】外感之治，风症最杂。此处论及的真中风，应非单纯风邪犯于卫表，实属内科四大疑难重症，"风痨鼓膈"之"中风"病也。盖中风之分类，首出于仲景，《金匮要略》有中经、中络、中脏、中腑(中络—中经—中腑—中脏)，已显疾病轻重深浅之次第。

东垣有中血脉、中腑、中脏之分，对后世影响甚深。《医学发明·中风有三》："中血脉，则口眼㖞斜，亦有贼风袭虚伤之者也；中腑，则肢废；中脏，则性命危急。此三者，治各不同：如中血脉，外有六经之形证，则从小续命汤加减，及疏风汤治之；中腑，内有便溺之阻隔，宜三化汤，或《局方》中麻仁丸通利……中脏，痰涎昏冒，宜至宝丹之类镇坠。"然江氏将中风列入外感，似有不妥。东垣云："故中风者，非外来风邪，乃本气病也。"

又，明代王履有"真中风""类中风"之论。《医经溯洄集·中风辨》提出"因于风者，真中风也。因于火、因于气、因于湿者，类中风"。目前一般认为因外中风邪而致昏仆、㖞僻、偏瘫，有寒热等六经形证者，谓之真中风；由积损正虚，肝风内动所致者是为类中风。

伤寒论治

伤寒之症，与春温、夏热不同。温热症头痛发热，必不恶寒而口渴。若伤寒则异是，其症由表而入里。初起时邪在太阳膀胱经，则头痛恶寒，发热脉浮，宜加味香苏散，或桂枝汤、麻黄汤、柴葛解肌汤。继传阳明胃经，则目痛鼻干，唇焦不渴，宜葛根汤。再传少阳胆经，则目眩耳聋，胸满胁痛，口苦，寒热往来，头汗，脉弦，宜小柴胡汤。此三阳传经之表证也。失治则传入三阴矣，其传入太阴脾经者，则腹满痛，下利，脉沉，宜大柴胡汤。其传入少阴肾经者，口燥咽干痛，利清水，目不明，危矣，宜小承气汤、大承气汤。至传入厥阴肝经者，小腹满，舌卷囊缩，厥逆，用大承气汤，或有得生者。亦有不传三阴，而传入太阴脾腑者，则口渴、溺赤，宜五苓散。传入阳明胃腑者，则谵语狂乱，燥渴、便闭，转失气，自汗、不得眠，宜白虎汤、调胃承气汤。以上为传经伤寒，因寒化火也。其有初起寒邪直中三阴者，其症腹冷痛，吐清沫，利清谷，蜷卧肢冷，囊缩吐蛔，舌黑而润，脉沉细，此寒证也。中太阴脾，理中汤；中少阴肾，四逆汤；中厥阴肝，白通加猪胆汁汤。急投勿缓，此系医中第一要症，故专论之。

【点评】此言伤寒六经传变之概，但又参入江氏之意。病邪初起，在足太阳膀胱经；不已，传足阳明胃经；再则传足少阳胆经，此所谓三阳传经。邪多在表，病较轻浅，若入三阴，则病势多重。或不入三阴，而由经传腑，出现蓄水、谵狂等症；亦有寒邪直中三阴，多见阴寒重症。然以上亦仅为举例而设，仲景诸多立论、治法、方药，未及详述。欲知者当细读《伤寒论》原著。

虚劳论治

虚劳之症，大症也。固由真阴亏损，虚火铄金而然，而其始大半由于外感，感邪在肺，则作咳嗽，治失其宜，则咳不已。久咳则伤肺金。金伤不能生水，则肾水日枯，肾火日炽，上灼于肺，再复嗜色欲，受外邪，以竭其水，而虚劳成矣。间有本元不足，思虑太过，而心血耗，心火旺，肾水干，肺金痿者。其受病不同，及其成劳一也。

此等症多见吐血痰涌，发热梦遗，经闭，以及肺痿肺疽，咽痛音哑，侧卧，传尸鬼注①诸疾，唯在屏弃一切，不近女色，调饮食，慎风寒，息嗔怒，静养二三年，服药可，不服药亦可，自然生机徐转，复其天和，非旦夕所能效也。然既有症，必有治。列方备择，仍在其人之能自养耳。

咳嗽初起，用止嗽散加苏梗以散之；如或不已，变生虚热者，佐以团鱼丸；若病势渐深，更佐以月华丸；若吐血，先用四生丸，继用生地黄汤、逍遥散之类；元气虚，五味异功散；如气血虚而发热，八珍汤、人参养荣汤均可；咽痛，用百药煎散；音哑，用通音煎；如遗精，用秘精丸；经闭，泽兰汤；至五脏虚损，则补天大造丸。用药之法，不过如斯而已。此症十存一二，其能存者，皆自养之功，非药力也。

【点评】虽言虚劳，主论肺痨，或与时人认识相关。明代汪绮石《理虚元鉴》卷上提出："治虚有三本，肺、脾、肾是也。"可互参。

疫痢疟肿论治

疫痢疟三症最多，肿最难治，故合提而论。疫有由天时者；有由人染者。由天时则邪从经络入。为头痛，发热，咳嗽，颈肿发颐，大头天行之类，用香苏散、普济消毒饮治之；由人染则邪从口鼻入，为

---

① 传尸鬼注：肺痨的古病名。

憎寒壮热，胸膈满闷，口吐黄涎之类，用神术散、藿香正气散治之。此两路之邪，若传入脏腑，渐至谵语腹胀，唇焦口渴者，宜治疫清凉散、承气汤治之。总不越乎发散、解秽、清中、攻下四法而已。痢症则生死所关，良由夏秋之际，暑热在中，而为风寒生冷所遏，火不得舒，迫而为痢也。热者为赤，寒者为白，热伤血分者为赤，热伤气分者为白。初起时不宜妄攻，宜葛根治痢散以解之；余邪未已，里急后重，则用治痢奇方以清之；腹胀痛，有坚积，则用朴黄丸下之；日久脾虚，五味异功散加白芍、黄连、木香清补之；气虚下陷者，补中益气汤升提之；如邪秽塞胃，呕逆不食者，开噤散启之，此一定之治法也。疟则轻于痢矣。寒邪入内，阴阳相搏，初起寒热往来，用香苏散逐之，随用小柴胡汤和之；三四发后，止疟丹加白蔻仁、醋炒鳖甲以截之；久疟元虚，六君子汤加柴胡补之；中气下陷，补中益气汤举之，此易治也。唯肿胀一症，目胞与足先肿者，水也。先腹大后四肢肿者，臌胀也。鼓胀症，用和中丸，虚者，白术丸。水肿症，四肢肿而腹不肿者，表也；腹亦肿者，里也。腰以上肿，邪在表也，宜汗，五皮饮加苏叶、素芄、防风、荆芥；腰以下肿，邪在里也，宜利小便，五皮饮加赤小豆、赤苓、泽泻、车前、萆薢、防己。且烦渴便闭者，阳水，热也，五皮饮加连翘、黄柏、黄芩；不烦渴者，阴水，寒也，五皮饮加附子、干姜、肉桂。先肿而后喘，或但肿而不喘者，胃经蓄水也，五皮饮照前加减治之；若先喘而后肿者，肾经聚水也，金匮肾气丸治之。此症最难收功，慎勿误治。更有中风后热伤经络，足不任地，腿肿胀痛者，此脉痿也。用苍术、黄柏、芩、连、冬、斛、归、地、芍、膝、寄生、萆薢、丹参之类。又有肿痛在脚，名曰脚气，风湿胜也，用槟榔、防己、秦艽、天麻、独活、牛膝、桑枝、木瓜之类。

首卷附方

六味地黄汤　滋水制火，专治血虚。亦可为丸。

大熟地四钱　山萸肉　山药各二钱　丹皮　茯苓　泽泻各一钱五分

八珍汤　治气血并虚。

即四君、四物相并。

大熟地四钱　西党参三钱　白芍一本作"白术"　当归各二钱　茯苓二钱

白术一本作"白芍"，一钱五分　川芎一钱　炙甘草五分

加大枣二枚。

十全大补汤　治阴阳并虚而畏冷。

即八珍汤加黄芪二钱，肉桂六分。

四君子汤　治气虚脾胃不足之症。

人参三钱　土炒白术二钱　茯苓二钱　炙甘草五分

加生姜二片，大枣三枚。

古方用人参，如无力，以西党参代之。

六君子汤　治气虚挟痰。

即四君子汤加制半夏一钱五分，陈皮一钱。

香砂六君子汤　治胃寒吐泻。

即六君子汤加木香一钱，砂仁二粒。

五味异功散　治气虚。

即四君子汤加陈皮一钱。

四物汤　治血虚肝肾不足之症。

大熟地_{四钱}　归身　白芍_{各二钱}　川芎_{一钱}

香苏散　治时邪感冒，头痛发热等症。

苏叶_{一钱五分}　陈皮　香附_{各一钱二分}　荆芥　秦艽　防风　蔓荆子_各_{一钱}　川芎_{五分}　甘草_{七分}

加生姜三片。

平胃散　治脾胃不和，胀满、呕吐、霍乱等症。

藿香_{一钱五分}　厚朴_{一钱二分}　苍术_{八分}　陈皮_{一钱}

二陈汤　治肺胃寒痰。

制半夏　陈皮　茯苓_{各一钱五分}　炙草_{八分}

加生姜一片，枣二枚。

手拈散　治血滞，心腹作痛。

元胡索_{醋炒}　五灵脂_{醋炒}　草果　没药_{各等分}

上为细末。每服三钱，热酒调下。

滚痰丸　治老痰变生怪症。

大黄　炒黄芩_{各四两}　青礞石　沉香_{各三钱}　辰砂_{二钱}

以水为丸，辰砂为衣。每服一二钱，开水下。

小半夏加茯苓汤　治饮停膈间。加苍术更效。

半夏_{姜炒}　白茯苓_{各三钱}　炙甘草_{一钱}　生姜_{三片}

越鞠丸　治郁膈痞满。

香附　山楂　炒神曲　炒麦芽　川芎　苍术　炒栀子_{各等分}

上为末，水调丸，如桐子大。每服五七十丸，开水下。

逍遥散　治肝经血虚木郁。

柴胡　甘草　茯苓　白术　当归　白芍　丹皮　黑山栀_{各一钱}
薄荷_{五分}

神佑丸　治沉积变病，气血壅滞，湿热风痰郁结。

黑丑_{二两}　大黄_{一两}　芫花　大戟　甘遂_{各五钱}　轻粉_{一钱}
上为末，用皂角去子，煎浓汤糊丸。每服必泻，勿可轻用。

大承气汤　治邪热闭结或食积坚硬。宜下之。

大黄_{三钱}　枳实_{一钱五分}　厚朴_{一钱}　芒硝_{三钱}

小承气汤　治症稍缓。

即前大承气汤去芒硝。

葛根汤　治邪传阳明，以此解肌。

葛根_{二钱}　升麻　秦艽　荆芥　赤芍_{各一钱}　苏叶　白芷_{各八分}　甘
草_{五分}　生姜_{二片}

小柴胡汤　治寒热往来，少阳疟疾，口苦耳聋，胸满肋痛。

柴胡_{二钱}　赤芍_{一钱五分}　甘草　半夏_{各一钱}　黄芩_{一钱五分}　人参_五
分　生姜_{二片}　大枣_{三枚}

搐鼻散　治一切闷症，不省人事，吹入鼻中，有嚏者生。

细辛　皂角_{各一两}　生半夏_{五钱}
上为细末，入瓷瓶，勿泄气。

牛黄丸　治中风痰火闭结，或喘嗽痰壅，不省人事。

牛黄　麝香　龙脑_{以上各六钱，另研}　羚角　当归　防风　黄芩　柴
胡　白术　麦冬　白芍_{各七钱半}　桔梗　茯苓　杏仁　川芎　大豆黄卷
阿胶_{各八钱五分}　蒲黄　人参　神曲_{各一两二钱五分}　雄黄_{另研，四钱}　甘草_二

两五钱　白蔹　肉桂各三钱七分　干姜三钱七分　犀角一两　山药三两五钱
大枣五十枚　金箔一百五十片，为衣

上为细末，炼蜜同枣膏丸，每两作十丸，金箔为衣。

三化汤　治中风入脏，热极闭结。

厚朴　大黄　枳实　羌活各一钱五分

水煎服。

附子理中汤　治脏寒将脱之症，用以回阳。

人参　白术各二钱　附子　干姜　炙甘草各一钱

三生饮　治寒风中脏，六脉沉细。

生南星　生乌头　生附子各一钱五分　生姜五片　生木香五分

此方用人参两许同投更有益。

大秦艽汤　治风中经络，口眼㖞斜等症。

秦艽一钱五分　炙草　川芎　当归　芍药　生地　熟地　茯苓　羌
活　独活　白术　防风　白芷　黄芩各八分　细辛二分

如阴雨，加生姜三片同煎。

益元散　利窍清暑。

甘草一两　滑石六两

消暑丸　治中暑昏闷。

制半夏四两　茯苓　甘草各二两

共为末，生姜汁糊丸。

四味香薷饮　治风寒闭暑之症。

香薷　扁豆　厚朴各一钱五分　炙甘草五分

若两足转筋，加木瓜、茯苓。

藿香正气散

藿香　砂仁　厚朴　茯苓　紫苏　陈皮_{各一钱}　白术　制半夏
桔梗　白芷_{各七分}　炙甘草_{五分}

茵陈大黄汤　治黄疸热闭。

茵陈_{三钱}　栀子　大黄_{各二钱}

茵陈五苓散　治阴黄小便不利。

茵陈　白术　茯苓_{各一钱五分}　猪苓　泽泻_{各七分}　薄桂_{五分}

茵陈姜附汤　治阴黄小便自利。

茵陈_{一钱}　白术_{二钱}　附子　干姜_{各五分}　炙草_{一钱}　肉桂_{三分}

五苓散　治小便不通。

茯苓_{三钱}　猪苓　泽泻_{各八分}　白术_{一钱五分}　桂枝_{一钱}

四苓散　治伏暑，小便不通。

即五苓散去桂枝

五皮饮　治胃经蓄水。发为水肿。

大腹皮　茯苓皮　陈皮　桑白皮_{各一钱五分}　生姜皮_{八分}

秦艽天麻汤　治寒湿入络，肩背臂痛。

秦艽_{一钱五分}　天麻　羌活　陈皮　当归　川芎_{各一钱}　炙草_{五分}
生姜_{三片}　炒桑皮_{三钱}

夹寒加桂枝。

蠲痹汤　治风寒湿三气成痹。

羌活　独活_{各一钱}　桂心_{五分}　秦艽_{一钱}　当归　桑枝_{各三钱}　川芎
_{七分}　海风藤_{二钱}　炙甘草_{五分}　乳香　木香_{各八分}

桂枝汤 治太阳中风寒。

桂枝 芍药 生姜各一钱五分 甘草炙，一钱 大枣四枚

麻黄汤 治太阳伤寒无汗。此方宜于西北。

麻黄四钱 桂枝二钱 甘草炙，一钱 杏仁十二枚

柴葛解肌汤 治温热症发热头痛，不恶寒，与伤寒异。

柴胡一钱二分 葛根一钱五分 赤芍 知母各一钱 贝母一钱 生地二钱 黄芩 丹皮各一钱五分 甘草五分

大柴胡汤 治伤寒邪入太阴。

柴胡一钱五分 半夏七分 黄芩 芍药各二钱 枳实一钱 大黄二钱

白虎汤 治阳明胃腑大热。

生石膏五钱 知母三钱 甘草二钱 粳米一撮
若热甚者，倍之。

调胃承气汤 治胃热谵语便闭，绕脐硬痛。

大黄三钱 芒硝二钱 甘草五分

四逆汤 治少阴中寒，肢冷厥逆。

附子五钱 干姜五钱 炙甘草二钱

白通加猪胆汁汤 治阴盛格阳，热药不入。

附子五钱 干姜五钱 葱白二钱 人尿半杯 猪胆汁五茶匙

止嗽散 治一切咳嗽。

桔梗 荆芥 紫菀 百部 白前各二斤 甘草炙，十二两 陈皮一斤
共为末。每服三钱。初感风寒，生姜汤下。

团鱼丸 治久咳将成痨瘵。

川贝 知母 前胡 柴胡 杏仁各四钱 大团鱼一个重十二两以上者，去肠

上药与鱼同煮熟，取肉连汁食之。

将药渣焙干为末，煮鱼骨汁为丸，如桐子。麦冬汤日下三服。

月华丸 滋阴保肺平肝，为治劳之圣药。

天冬 麦冬 生地 熟地 山药 百部 沙参 川贝 真阿胶_各一两 茯苓 獭肝 广三七_{各五钱}

用白菊花二两、桑叶二两熬膏，将阿胶化入和药，炼蜜为丸。日三服，每服一丸。

四生丸 治热血妄行而为吐衄。

生地黄 生荷叶 生侧柏叶 生艾叶_{各等分}

同捣极烂，为大丸如鸡子。每服一丸，水煎去渣。

生地黄汤 治肾火铄金。

生地_{三钱} 牛膝 丹皮 黑山栀_{各一钱} 丹参 元参 麦冬 白芍_{各一钱半} 郁金 广三七 荷叶_{各七分}

加陈墨汁、清童便各半杯，冲服。

人参养荣汤 治气虚荣卫不固。

白芍_{二钱} 人参 蜜炙黄芪 当归 白术 熟地_{各一钱五分} 炙甘草 茯苓 远志_{各七分} 北五味 桂心 陈皮_{各四分}

加姜一片，枣二枚。

百药煎散 治咽痛。

百药煎_{五钱} 硼砂_{一钱五分} 甘草_{二钱}

共为末，米饮调下。

通音煎 治音哑。

白蜜_{一斤} 川贝_{二两} 款冬花_{二两} 胡桃肉_{十二两，去皮，研烂}

上将川贝、款冬为末，四味和匀，饭上蒸熟。开水服。

秘精丸　理脾导湿，治浊固精。

白术　山药　茯苓　茯神　莲子肉各二两　芡实四两　莲花须　牡蛎各一两五钱　黄柏五钱　车前子三两

共为末，金樱膏为丸。

泽兰汤　治经闭，调血脉。

泽兰二钱　柏子仁　当归　白芍　熟地　牛膝　茺蔚子各一钱五分

补天大造丸　补五脏虚损。

人参二两　蜜炙黄芪　蒸白术各三两　炒枣仁　当归　山药　茯苓各一两五钱　枸杞子　大熟地各四两　河车一具　鹿角一斤　龟板八两，与鹿角共熬膏

以龟鹿胶和药，炼蜜为丸。

普济消毒饮　治大头疫症，喉风发癍等症。

甘草　桔梗　酒芩　酒黄连各二钱　马勃　元参　橘红　柴胡各五分　薄荷六分　升麻二分　连翘　牛蒡子各八分

神术散　治时行不正之气，满闷吐泻，发热伤食。

苍术　陈皮　厚朴各二斤　炙甘草十二两　藿香八两　砂仁四两

共为末。每服二三钱。

治疫清凉散　治疫邪入里，胀闷谵狂诸症。

秦艽　赤芍　知母　贝母　连翘各一钱　荷叶七分　丹参五钱　柴胡一钱五分　人中黄二钱

葛根治痢散　治痢初起，赤白皆效。

葛根一钱五分　酒炒苦参八分　陈皮一钱　赤芍　陈松萝茶　炒麦芽

山楂_{各一钱二分}

上为细末,煎服。

有火者,加川连五分。

治痢奇方　治暑痢。

川连_{六分}　酒芩　厚朴　归身　白芍_{各一钱五分}　山楂_{三钱}　甘草_{五分}
桃仁　青皮　红花_{各八分}　枳壳　地榆_{各一钱}　槟榔_{一钱二分}

如白痢,加木香六分。

朴黄丸　治坚积作痢,腹痛拒按。

陈皮　厚朴_{各十二两}　大黄_{一斤四两}　广木香_{四两}

荷叶水为丸。

补中益气汤　中气下陷,以此升之。

黄芪_{一钱五分}　土炒白术　人参　当归　炙草_{各一钱}　柴胡　升麻_各
_{三分}　陈皮_{五分}

加生姜一片,大枣二枚。

开噤散　治噤口痢。

人参　姜汁炒黄连_{各五分}　石菖蒲_{七分}　丹参_{三钱}　石莲子　茯苓
陈皮　冬瓜仁_{去壳,各一钱五分}　陈米_{一撮}　荷叶蒂_{二个}

止疟丹　治疟二三发后,以此止之。

火酒炒常山　草果仁_{去壳}　半夏曲_{姜炒}　香附米_{酒炒}　青皮_{醋炒,各}
_{四两)}　真六神曲_{姜炒,二两}

为末,用米饮糊丸。清晨服面东。

和中丸　治腹胀食积。

土炒白术_{四两}　炒扁豆_{三两}　茯苓　砂仁_{各一两五钱}　半夏_{姜汁炒,一两}

面炒枳实　炒神曲　炒麦芽　炒山楂　姜汁炒香附　丹参酒蒸，各二两
陈皮　五谷虫炒焦黄色，各三两

上为末，荷叶一枚，煎水为丸。

白术丸　治气虚中满。

白术　茯苓　陈皮各二两　砂仁　神曲各一两五钱　五谷虫四两
用荷叶、老米煎水为丸。

金匮肾气丸　治肾经积水。

此即六味丸加附、桂、车前、牛膝。

大熟地八两　山药四两　山萸肉　丹皮　泽泻　车前子　牛膝各二
两　茯苓六两　肉桂一两　附子一两

如水肿，用五加皮八两煮水，炼蜜为丸。

卷之二

心 部

手少阴属脏

心体属火，位南方，色现赤，胸下歧骨陷处，其部位也。凡额上，手、足心，皆其所辖。得血以养之，方能运慧思，用才智。

【点评】心主神明，须血濡之。

心无表证，皆属于里。

心之虚，血不足也。脉左寸必弱，其症为惊悸、为不得卧、为健忘、为虚痛、为怔忡、为遗精。

惊悸者，惕惕然恐，神失守也，七福饮、秘旨安神丸主之；不得卧者，思虑太过，神不藏也，归脾汤、安神定志丸主之；健忘者，心肾不交，神明不充也，归脾汤、十补丸主之；虚痛者，似嘈似饥，似手撼心，喜得手按，洋参麦冬汤主之；怔忡者，气自下逆，心悸不安，归脾汤主之；遗精者，或有梦，或无梦，心肾不固也，清心丸、十补丸主之。

【点评】心虚者，以血虚为主，故见惊悸、不寐、健忘等诸症。然亦有阳气虚者，不可不知，此处应有举一反三之思。

心之实，邪入之也。心不受邪，其受者，胞络耳。脉左寸必弦而大，其症为气滞、为血痛、为停饮、为痰迷、为暑闭、为虫啮。

气滞者，或食胀、或怒冲烦闷而痛，沉香降气散主之；血痛者，血凝于中，痛有定处，转侧若刀针刺，手拈散主之；停饮者，干呕吐涎，痛作水声，小半夏加茯苓汤主之；如有饮囊，则加苍术，名倒仓法①；痰迷者，顽痰壅闭，不省人事，清膈煎灌之；暑闭者，汗喘昏闷，先以消暑丸灌之，再用香薷饮加益元散；虫啮者，饥时作痛，面白唇红，化虫丸主之。

【点评】虫啮而痛，是为虫积，致心下胃脘疼痛，应祛虫、健脾。

心之寒，脉左寸必迟，其症为暴痛。

暴痛者，肢冷气冷，绵绵不休，姜附汤加肉桂主之。

心之热，火迫之也。脉左寸必数，舌尖赤，其症为目痛、为重舌木舌、为烦躁、为不得卧、为癫狂、为谵语、为赤浊、为尿血。

目痛者，赤肿羞明，导赤散加连翘、菊花、蝉蜕主之；重舌、木舌者，泻心丸主之；烦躁者，泻心丸加竹卷心主之；不得卧者，暑热乘心也，导赤散加益元散主之；癫狂者，弃衣骂詈，生铁落饮主之；谵语者，邪热攻心也，泻心丸主之；赤浊者，草薢分清饮加灯心、丹参主之；尿血者，阿胶散主之。

【点评】心部所论，先言藏象，次分表里虚实寒热，后言相关病症及治法方药，层次清晰，言简意赅。后文亦是如此。

---

① 倒仓法：出自朱丹溪《格致余论·倒仓论》："经曰：肠胃为市。以其无物不有，而谷为最多，故谓之仓，若积谷之室也。倒者，倾去积旧而涤濯，使之洁净也。"

心部药队

补心猛将　北五味。

补心次将　枣仁、柏子仁、远志、丹参、龙眼、麦冬、当归、白芍、茯神。

泻心猛将　石菖蒲、黄连、木通、朱砂、犀角。

泻心次将　山栀仁、连翘心、通草、车前子、竹卷心、灯心、莲子心。

【点评】北五味为补心猛将，恐因其酸涩收敛，于心气不利。朱砂多入丸散，且不能久用。犀角今多用水牛角代之。

心部列方

七福饮　治心血虚而惊悸者。

人参　熟地各三钱　当归　枣仁各二钱　白术炒，一钱五分　炙甘草一钱
远志五分

秘旨安神丸　治惊悸神魂失守者。

人参　枣仁　茯神　制半夏各二钱　当归　炒白芍　橘红各一钱五分
五味子十粒　炙草五分　生姜三片

归脾汤　养血安神。

人参　白术　当归　白芍　枣仁各一钱五分　黄芪一钱半　远志七分
炙草五分　元眼肉五枚

安神定志丸　治心惕不卧。

茯苓　茯神　人参　远志各一两　石菖蒲　龙齿各五钱
炼蜜为丸，以辰砂为衣。每服二钱。

十补丸　治气血大亏之症。

黄芪　白术　萸肉　杜仲　续断　枣仁各一两　大熟地三两　人参
当归　白芍　远志各一两　茯苓　山药各一两五钱　北五味　龙骨　牡蛎
各七钱五分

洋参麦冬汤　治心经虚热而痛者。

洋参　麦冬　当归各二钱　生地三钱　白芍　丹参　钗石斛各一钱五分
犀角　甘草各五分

清心丸　清心火止梦泄。

生地四两　丹参二两　黄柏五钱　牡蛎　山药　炒枣仁　茯苓　茯
神　麦冬各一两五钱　北五味　车前子　远志各一两

用金樱膏为丸。每服三钱。

沉香降气散　治气滞心痛。

沉香三钱　砂仁七钱　炙草五钱　盐水炒香附五两　酒炒元胡索一两
煨净川楝子一两

共为末。每服二钱，淡姜汤下。

清膈煎　治痰壅心膈。

制胆星一钱　白芥子二钱　海石三钱　陈皮　木通　川贝各一钱

化虫丸　治虫积心腹诸痛。

芜荑　白雷丸各五钱　槟榔二钱五分　雄黄一钱五分　木香　白术
陈皮各三钱　炒神曲四钱

以百部二两熬膏糊丸。每服一钱五分，米饮下。

姜附汤　治寒厥心痛。又真心痛，手足青至节，宜用本方大剂饮
之，或救十中之一二。痛而喜按者更加人参。

干姜　熟附子_{各三钱}

水煎服。

导赤散　治热闭小便不通。

麦冬_{三钱}　木通_{一钱}　生地_{三钱}　甘草_{四分}　竹叶_{十片}　车前　赤茯苓_{各一钱五分}

泻心丸　治心火。

川黄连_{五钱}

为末。灯草汤下。

生铁落饮　治心热。

天冬　麦冬　川贝_{各三钱}　胆星　橘红_{各一钱}　远志　石菖蒲　连翘　茯苓　茯神_{各一钱}　元参　钩藤　丹参_{各一钱五分}　辰砂_{三分}

用生铁落煎熬三炷线香，取此水煎服。

萆薢分清饮　治心移热膀胱而为赤浊者，并治诸淋。

川萆薢_{二钱}　炒黄柏　石菖蒲_{各五分}　茯苓　白术_{各一钱}　莲子心_{七分}　丹参　车前子_{各一钱五分}

阿胶散　治尿血。

阿胶_{一钱}　丹参　生地_{各二钱}　黑山栀　血余　丹皮　麦冬　当归_{各八分}

手拈散、小半夏加茯苓汤、消暑丸、香薷饮、益元散，以上诸方俱见首卷方。

肝部

足厥阴属脏

肝与胆相附，东方木也，其性刚，赖血以养。自两胁以下及少腹阴囊之地，皆其部位，最易动气作痛，其风又能上至巅顶而痛于头。色属青，常现于左颧目眦，于妇人为尤甚。

肝无表证，皆属于里。

肝之虚，肾水不能涵木而血少也。脉左关必弱，或空大。其症为胁痛、为头眩、为目干、为眉棱骨眼眶痛、为心悸、为口渴、为烦躁发热。

胁痛者，血不营筋也，四物汤主之；头眩者，血虚风动也，逍遥散主之；目干者，水不养木也，六味地黄丸主之；眉棱骨眼眶痛者，肝血虚，见光则痛，逍遥散主之；心悸者，血少而虚火煽也，七福饮主之；口渴者，血虚液燥也，甘露饮主之；烦躁发热者，虚火亢也，六味地黄丸主之。

[点评] 肝虚者，以阴虚、血虚为多。乙癸同源，肝木依赖肾水以滋，故肝肾阴虚常见。又，肝主藏血，内伤诸因耗伤，必损及肝。然肝气、肝阳不足，生发之气匮乏，临证亦现，用黄芪、山药等升肝气而助生发，不可不知。

肝之实，气与内风充之也。脉左关必弦而洪。其症为左胁痛、为头痛、为腹痛、为小腹痛、为积聚、为疝气、为咳嗽、为泄泻、为呕吐、为呃逆。

左胁痛，肝气不和也，柴胡疏肝散、瓜蒌散并主之；头痛者，风热也，清空膏主之，或柴胡疏肝散；腹痛者，肝木乘脾也，芍药甘草汤主之；小腹痛者。癥瘕之气聚也，奔豚丸主之，有热者去附桂；积聚者，肝积在左胁下，名曰肥气，和中丸加柴胡、鳖甲、青皮、莪术主之；疝气者，气结聚于下也，橘核丸主之。寒则加吴茱萸、肉桂；咳嗽者，木火刑金也，止嗽散加柴胡、枳壳、赤芍主之；泄泻者，木旺克土也，四君子汤加柴胡、木香主之；呕吐者，木火凌胃也，二陈汤加炒黄连主之；呃逆者，气郁火冲也，橘皮竹茹汤主之。

【点评】肝实证，肝气、肝风为主，可有上升、下注、挟窜、侮脾乘胃、冲心犯肺等变。故云"肝为五脏之贼"。

肝寒之症，脉左关必沉迟，其症为小腹痛、为疝瘕、为囊缩、为寒热往来。

小腹痛者，寒结下焦也，暖肝煎、奔豚丸主之；疝瘕者，寒气结聚也，橘核丸加吴茱萸、肉桂主之；囊缩者，寒主敛，故缩也，奔豚丸、四逆汤主之；寒热往来者，欲化疟也，小柴胡汤主之。

【点评】寒凝足厥阴之脉，故见腹痛、疝瘕等症。

肝热之症，脉左关必弦数，其症为眩晕、为目赤肿痛、为口苦、为消渴、为头痛、为胁痛、为瘰疬、为聤耳、为筋痿拘挛、为气上冲心、为偏坠、为舌卷囊缩、为小便不禁。

眩晕者，风热上升也，逍遥散主之；目赤肿痛者，风热入目也，蝉花无比散主之；口苦者，胆味苦，肝热胆亦热也，小柴胡汤主之；消渴者，风燥其液也，一柴胡饮主之；头痛者，火上冲也，柴芩煎主之；胁痛者，肝火郁也，柴胡疏肝散加瓜蒌霜主之，左金丸亦可；瘰病者，血燥筋急而生也，消瘰丸主之，兼服逍遥散；聤耳者，风热相搏，津液凝聚而痒痛也，逍遥散去白术加荷叶、木耳、贝母、香附、菖蒲主之；筋痿拘挛者，血气热也，五痿汤加黄芩、丹皮、牛膝主之；气上冲心者，火逆也，柴芩煎主之，甚则小承气汤；偏坠者，热而睾丸舒纵也，柴胡疏肝散主之；舌卷囊缩者，邪入厥阴，血涸也，大承气汤主之；小便不禁者，肝气热，阴挺失职也，逍遥散主之。

【点评】肝热病者，在厥阴少阳两经。火性上炎，故以眩冒、头痛、目赤等上部病症为主。或及筋脉，灼津伤血，则为筋痿拘挛。

肝部药队

补肝猛将 枸杞、北五味、乌梅。

补肝次将 山茱萸、菟丝子、首乌、当归、白芍、沙苑蒺藜、鳖甲、龙骨、牡蛎、木瓜。

泻肝猛将 郁金、桃仁、青皮、莪术、沉香。

泻肝次将 郁金、木香、延胡索、柴胡、山栀、川芎、川楝子、赤芍药、瓜蒌壳、白蒺藜、陈佛手、钩藤。

凉肝猛将 龙胆草、胡黄连

凉肝次将 羚羊角、夏枯草、石决明、青蒿、菊花。

温肝猛将 肉桂、桂枝、吴茱萸、细辛、胡椒、骨碎补。

温肝次将 菟丝子、艾叶、山茱萸、茴香。

【点评】五味、乌梅为补肝猛将，以酸入肝，但过酸则影响肝之生发，补亦当慎之。鳖甲、龙骨、牡蛎之补肝，取软坚而柔肝之意。泻肝猛将诸药，以行气降气、散结而祛瘀，泻肝之实也。

肝部列方

甘露饮　治血虚胃热。

枇杷叶　生地　熟地　天冬　麦冬　黄芩　石斛_{各一钱}　甘草_{五分}
枳壳_{八分}

柴胡疏肝散　治肝气左胁痛。

柴胡　陈皮_{各一钱二分}　川芎　赤芍　枳壳　醋炒香附_{各一钱}　炙草
_{五分}

瓜蒌散　治肝气燥急而胁痛。

大瓜蒌_{一枚，连皮捣}　甘草_{二钱}　红花_{七分}
水煎服。

清空膏　治肝经风热入升为头痛。

羌活　防风_{各六分}　柴胡_{五分}　黄芩_{一钱二分}　川芎_{四分}　炙草_{一钱}
薄荷_{三分}　酒炒黄连_{六分}

芍药甘草汤　治木侮土而腹痛。

酒炒白芍_{三钱}　炙甘草_{一钱五分}

奔豚丸　治小腹气结作痛。

川楝子_{一两}　茯苓　橘核_{各一两五钱}　肉桂_{三钱}　附子　吴茱萸_{各五钱}
荔枝核_{八钱}　小茴香　木香_{各七钱}

橘核丸　通治七疝。

盐酒炒橘核_{二钱}　小茴香　川楝子　桃仁　醋炒香附　山楂_{各一两}
木香　红花_{各五钱}
以神曲三两，打糊为丸。

二陈汤　治胃经寒痰。

半夏　茯苓　陈皮各一钱　炙草五分　生姜二斤　大枣二枚

橘皮竹茹汤　治气郁火冲呃逆。

陈皮二钱　竹茹一团　半夏　人参　甘草各一钱

暖肝煎　治肝肾阴寒，小腹疼痛、疝气。

当归　枸杞各三钱　茯苓　小茴香　乌药各二钱　肉桂　沉香各一钱
加姜三片

蝉花无比散　治目赤肿痛。

蝉蜕二两　羌活一两　川芎　石决明　防风　茯苓　赤芍各一两五钱
白蒺藜八两　炙甘草　当归各三两　米泔浸苍术一两

为末。开水服。

[**点评**]《太平惠民和剂局方》卷七有蝉花无比散。江氏少蛇
蜕一味，功效主治无异。

一柴胡饮　治外有邪而内有火，及肝燥胃渴。

生地三钱　白芍二钱　黄芩一钱五分　柴胡　陈皮各八分　甘草五分

柴芩煎　治内火上冲，或为痢疟头痛诸症。

柴胡二钱　黄芩　栀子　泽泻各一钱五分　木通　枳壳各一钱

左金丸　治肝气痛。

川黄连一钱　吴茱萸七分

消瘰丸　治瘰疬。初起即散，久服亦消。

蒸元参　醋煅牡蛎　蒸川贝母各四两

蜜为丸。每服三钱。

五痿汤　治五脏受热而痿。

人参　白术　茯苓各一钱　炙草四分　当归一钱五分　苡仁三钱　麦冬二钱　黄柏　知母各五分

四物汤、逍遥散、六味地黄汤、和中丸、止嗽散、四君子汤、小柴胡汤、四逆汤、大承气汤、小承气汤，以上诸方俱见卷首方。七福饮见心部方。

脾部

足太阴属脏

脾属土，中央黄色，后天之本也。下受命门之火，以蒸化谷食；上输谷食之液，以灌溉脏腑。故人生存活之原，独脾土之功为最大。然其性喜燥而恶湿，一受湿渍，则土力衰，而肝木即乘以侮之。位中焦，眼胞、鼻准及四肢，皆其分野。与胃相表里，故其药略同。

【点评】《医宗必读》卷一："谷气入胃，洒陈于六腑而气至，和调于五脏而血生，而人资之以为生者也。故曰后天之本在脾。"可互参。

脾无表证，皆属于里。

脾虚者，右关脉必细软。其症为呕吐、为泄泻、为久痢、为腹痛、为肢软、为面黄、为发肿、为肌瘦、为鼓胀、为恶寒、为自汗、为喘、为积滞不消、为饮食化痰、为脱肛、为肠血。

呕吐者，中空也，六君子汤加煨姜主之；泄泻者，土不胜湿也，五味异功散加木香主之；久痢者，气虚下陷也，补中益气汤主之；腹痛者，肝木乘脾也，芍药甘草汤加木香主之；肢软者，脾属四肢也，五味异功散主之；面黄者，本色虚现也，六君子汤主之；发肿者，皮不亮，手按成窟，补中益气汤去升、柴主之；肌瘦者，脾主肌肉也，十全大补汤主之；鼓胀者，中空无物，气虚也，六君子汤主之；恶寒者，阳虚不达于表也，附子理中汤主之；自汗者，脾主肌肉，表虚不摄也，五味异功散加黄芪、五味主之；喘者，土不生金也，五味异功散加北五味、牛膝主之；积滞不消者，化谷无力也，六君子汤加谷芽、砂仁、肉桂主之；饮食化痰者，土不胜湿也，六君子汤主之；脱肛者，气虚下陷也，补中益气汤主之；肠血者，脾不统血也，归芍六君子汤主之。

【点评】此节深得李东垣、李士材、程钟龄要领，且论述简洁。概括补脾益气、胜湿、升提、抑木扶土、温中固表、渗利、培土生金等等诸法，盖与脾虚功能失运而致病症相关。

脾实者，右关必洪实。其症为气积、为血积、为食积、为痞积、为虫积、为痰饮、为蛊胀、为腹痛、为不能食。

气积者，气郁发闷也，沉香降气丸主之；血积者，蓄血作痛如刺，有定处也，泽兰汤主之；食积者，坚滞胀满也，大和中饮主之；痞积者，血滞成痞，癥瘕痃癖①可按也，太无神功散、和中丸主之；虫积者，湿热所化也，唇内有白点，化虫丸主之；痰饮者，或停心

---

① 癥瘕痃癖：积聚类疾病。癥，癥积，腹中结块固定是也，痛有定处，病在血分；瘕，瘕聚，腹中包块或聚或散，痛无定处，病在气分；痃癖，脐腹偏侧或胁肋部可触及的条索状包块。

下，伏两胁有声，咳则痛，小半夏加茯苓汤主之；蛊胀①者，中实有物，非蛊即血也，和中丸主之；腹痛者，中有滞也，香砂二陈汤加楂、芽、厚朴主之；不能食者，食未消也，保和丸主之。

【点评】脾实者，气、血、食、虫、水诸邪聚集，各据其实而泻之。

脾寒之症，右关必沉迟，唇舌必白。其症为呕吐、为泄泻、为白痢、为腹痛、为身痛、为黄疸、为湿肿、为肢冷、为厥脱。

呕吐者，食不消而反胃也，平胃散主之；泄泻者，土失职也，六君子汤加炮姜主之；白痢者，积寒伤气也，六君子汤加木香主之；腹痛者，绵绵不减，香砂理中汤主之，如夹食拒按，木香丸；身痛者，拘急为风，重坠为湿，风用香苏散，湿用苍白二陈汤；黄疸者，土为湿制，有阴寒之象，熏黄色黯，茵陈五苓散；湿肿者，不烦渴，喜热，五苓散主之；肢冷者，阳气不营于四末也，附子理中汤主之；厥脱者，气衰火息也，附子理中汤加大剂人参主之。

脾热之症，右关必数，舌苔薄而黄，唇赤。其症为热吐、为流涎、为洞泄、为泻渤、为赤痢、为腹痛、为目胞肿痛、为酒疸、为眩晕、为阳黄胆。

热吐者，食不得入也，橘皮竹茹汤加姜汁炒黄连主之；流涎者，睡中出沫，脾热蒸湿也，黄芩芍药汤主之；洞泄者，暑湿胜土，一泄如注也，四苓散加益元散主之；泻渤②者，暑湿内搏，利如蟹渤，将变痢也，黄芩芍药汤主之；赤痢者，暑热伤血也，治痢奇方主之，或

---

① 蛊胀：虫毒内聚，阻于肝脉而致的鼓胀病，与现今血吸虫性肝硬化腹水关系密切。
② 泻渤：利下如蟹渤，指便下多气泡如蟹沫状，见《世医得效方》卷六。为气痢证候之一。

葛根治痢散，噤则开噤散；腹痛者，乍作乍止，芍药甘草汤加黄连清之；目胞肿痛者，火上升也，柴芩煎主之；酒疸者，酒湿积而为疸也，加味枳术汤加茵陈、葛根主之；眩晕者，酒湿生热上蒸也，葛花清脾汤主之；阳黄胆者，黄如橘皮有光，目溺皆黄，栀子柏皮汤主之，如便闭，茵陈大黄汤。

【点评】辨治脾之寒热病证，须晓其兼夹邪气。脾主运化水谷、水湿，故病兼食滞、水湿者多见。如湿浊、食滞之泻利，寒则六君子加炮姜、木香辈；热则四君加益元、黄芩芍药汤、葛根治痢散类；寒湿黄疸用茵陈五苓；湿热黄疸予栀子柏皮汤。凡此种种，仍冀读者举一反三。

脾部药队

补脾猛将　白术、黄精。

补脾次将　山药、扁豆、苡仁、大枣、炙甘草。

泻脾猛将　枳实、莱菔子。

泻脾次将　神曲、麦芽、山楂、枳壳、厚朴、大腹皮、使君子、白芷、鸡内金、陈皮、槟榔。

凉脾猛将　大黄、黄芩、瓜蒌霜。

凉脾次将　黄柏、山栀、知母、银花、武夷茶。

温脾猛将　附子、干姜、巴豆、肉豆蔻、草果、苍术、胡椒。

温脾次将　木香、煨姜、乌药、藿香、益智仁、砂仁、白蔻仁、芜荑、焦谷芽、川椒。

脾部列方

归芍六君子汤　治脾阴虚弱，下血。

归身　白芍各二钱　人参　白术　茯苓各一钱五分　陈皮　半夏各一

钱　炙草五分

大和中饮　治食积胀闷。

枳实一钱　厚朴一钱五分　麦芽　楂炭各二钱　陈皮一钱　砂仁八分
泽泻一钱

太无神功散　治一切痞积。

地扁蓄　瞿麦穗　麦芽各五钱　神曲二钱五分　沉香　木香各一钱五分
炙草五钱　酒蒸大黄二两

共为末。每服二三钱，灯心竹叶汤下，女人红花当归汤。

香砂二陈汤　治脾滞腹痛。

木香一钱　砂仁一钱　制半夏　陈皮　茯苓　炙草各一钱五分
加生姜一片，大枣二枚。

苍白二陈汤　治受湿身痛。

即前方去木香、砂仁，加苍术、白术各一钱。

保和丸　治伤食。

麦芽　山楂　莱菔子　厚朴　香附各一钱　炙草　连翘各五分　陈
皮一钱五分

水煎服亦可。

香砂理中汤　治脾寒腹痛。

木香一钱　砂仁一钱　人参　白术各二钱　干姜　炙草各一钱

木香丸　治寒积腹痛拒按，名曰阴结。

木香　丁香各一钱五分　干姜三钱　炒麦芽五钱　陈皮三钱　巴豆三
十粒

以神曲煮糊为丸，每服十丸。

黄芩芍药汤　治脾热流涎，利如蟹渤等症。

黄芩　白芍_{各二钱}　生甘草_{一钱}

四苓散　治伏暑泄泻。

白术　猪苓　木通_{各一钱}　赤苓_{三钱}　车前　泽泻_{各二钱}
水煎。用益元散三钱冲服。

加味枳术汤　治酒疸，湿热发黄。

白术_{二钱}　枳实　陈皮　麦芽　山楂　茯苓　神曲　连翘_{各一钱}
茵陈　荷叶_{各一钱五分}　泽泻_{五分}

如伤酒加葛根一钱。

葛花清脾汤　治酒湿生热生痰，头眩头痛。

葛花_{一钱}　枳椇子_{三钱}　赤苓_{三钱}　泽泻　茵陈　酒芩_{各二钱}　山栀
车前子_{各一钱五分}　甘草_{五分}　橘红　厚朴_{各一钱}

栀子柏皮汤　治郁热在里而发黄疸，名曰阳黄。

栀子_{三钱}　黄柏_{二钱}　炙草_{一钱}

六君子汤、五味异功散、补中益气汤、十全大补汤、附子理中汤、泽兰汤、和中丸、小半夏加茯苓汤、平胃散、香苏散、五苓散、茵陈五苓散、益元散、葛根治痢散、治痢奇方、开噤散，_{以上诸方俱见首卷}；沉香降气丸、化虫丸_{二方见心部}；芍药甘草汤、橘皮竹茹汤、柴芩煎_{三方见肝部}。

【点评】江氏所言归芍六君子汤，为六君子汤加当归、芍药，明代秦景明有归芍地黄汤，是六味地黄汤加当归、芍药。两方均为正虚血瘀而设，前者治气虚血瘀，后者疗阴虚血瘀，设计绝妙。

肺部

手太阴属脏

肺主气，属西方而色白，其形如华盖，为诸阳之首。凡声之出入，气之呼吸，自肺司之。其性娇嫩，故与火为仇。其体属金而畏燥，故遇寒亦咳。凡目白及右颊鼻孔，皆其分野。然肺气之衰旺，关乎寿命之短长，全恃肾水充足，不使虚火烁金，则长保清宁之体，而寿臻永固。

【点评】肺主气，司呼吸，又主卫外。肺为五脏华盖，对其他脏腑有保护作用。肺为娇脏，不耐寒热，易受内伤之邪侵袭而为病。肺合皮毛而主卫外，是御邪之藩篱。肺金为肾水之母，且为相傅之官，主治节而朝百脉。故云"肺气之衰旺，关乎寿命之短长"。

肺有里证，亦有表证，肺主皮毛故也。

邪在表，右寸脉必浮。其症为发热、为喷嚏鼻塞、为咳、为嗽、为畏风、为胸满痛、为喉疼、为鼻燥、为伤暑风、为中时疫。

发热者，腠理闭也，香苏散主之；喷嚏鼻塞者，肺窍受邪也，二陈汤加苏叶、生姜主之；咳者，无痰而有声，气为邪遏也，桔梗前胡汤主之；嗽者，有声而有痰，液已化痰也，止嗽散主之；喘者，风寒闭塞也，加味甘桔汤主之；畏风者，邪在皮毛也，香苏散主之；胸满痛者，气郁而胀也，加味甘桔汤主之；喉疼者，邪化火而内焰也，加味甘桔汤主之；鼻燥者，邪化火而液干也，贝母瓜蒌散主之；伤暑风者，恶寒头痛而烦渴，香薷饮加荆芥、秦艽主之；中时疫者，初头痛发热，渐呕恶胸满，或胀闷谵狂，唇焦口渴，先用香苏散，次则神术散，又治疫清凉散，便闭加大黄。

【点评】咳嗽为肺病之主症。东垣《活法机要·咳嗽证》："咳，谓无痰而有声，肺气伤而不清也；嗽，谓无声而有痰，脾湿动而为痰也；咳嗽，是有痰而有声，盖因伤于肺气，而咳动于脾湿，因咳而为嗽也。"深合临床。

肺虚之症，右寸脉必细。其症为自汗、为咳嗽、为气急、为咯血、为肺痿、为虚劳。

自汗者，气虚表不固也，八珍汤加黄芪、北五味、麦冬主之；咳嗽者，肺虚不宁也，五味异功散主之；气急者，金不生水而虚火上炎也，知柏八味丸主之；咯血者，阴虚动火也，初用四生丸，兼用生地黄汤；肺痿者，火刑金而叶焦也，五痿汤加天冬、百合主之，或紫菀散、人参燕窝百合汤亦可；虚劳者，吐血而成，月华丸、归脾汤、六味地黄汤并主之。

【点评】肺虚以气虚、阴虚为主。

肺实之症，脉右寸必有力。其症为气闭、为痰闭、为暑闭、为水闭发喘、为风闭、为火闭、为咽痛、为右胁痛、为肺痈。

气闭者，气壅塞其络而满闷也，加味甘桔汤主之；痰闭者，顽痰壅塞也，清膈煎主之；暑闭者，暑邪中肺而烦渴也，消暑丸加香薷、木通主之；水闭发喘者，胃经蓄水，作肿而浸肺也，五皮饮主之；风闭者，风郁于肺而哮嗽也，麻黄汤主之；火闭者，火郁于肺而喘胀也，白虎汤加桑皮、葶苈主之；咽痛者，诸闭皆能作火也，加味甘桔汤主之；右胁痛者，肝移邪于肺也，推气散主之；肺痈者，隐隐而痛，吐痰腥臭也，桔梗汤主之。

【点评】肺实者，邪实闭肺也，外侵与内生之邪俱有。

肺寒之症，外感居多，脉右寸必迟。其症为清涕、为咳嗽、为恶寒、为面色萎白。

清涕者，寒搏其液也，二陈汤加苏梗主之；咳嗽者，金畏寒也，止嗽散主之；恶寒者，阴忌其类也，香苏散主之；面色萎白者，寒伤正气也，六君子汤主之。

【点评】肺寒虽外感居多，亦有外寒内饮或寒饮伏肺者，可以小青龙汤主之。

肺热之症，脉右寸必数。其症为目赤、为鼻衄、为咽痛、为吐血、为咳嗽浓痰、为酒积、为龟胸、为小便不利、为便血。

目赤者，火克金也，泻白散加黄芩、菊花、连翘主之；鼻衄者，血热妄行也，茜根汤主之；咽痛者，火逼咽道也，加味甘桔汤主之；吐血者，火动其血也，四生散、犀角地黄汤主之；咳嗽浓痰者，火刑金而灼肺液也，黄芩知母汤主之；酒积者，鼻赤鼻疮，湿热内蒸也，黄芩清肺饮加葛花主之；龟胸者，肺热而胀也，白虎汤主之；小便不利者，火铄金而化源窒也，黄芩清肺饮加盐豉主之；便血者，肺与大肠相表里，火迫血行也，芍药甘草汤加黄芩、丹皮、生地主之。

【点评】肺热者，有本脏本经之火热，亦有与肝、肾、脾胃、大肠相关而致者，当详分细析。

肺部药队

补肺猛将　黄芪、人参。

补肺次将　党参、沙参、百合、燕窝、阿胶、怀山药、诃子、麦冬、冰糖。

泻肺猛将　葶苈、麻黄、白芥子、桔梗、升麻、胆星。

泻肺次将　苏子、牛蒡、杏仁、前胡、紫菀、桑白皮、僵蚕、竹茹、贝母。

凉肺猛将　石膏、黄芩、竹沥、马兜铃、山慈菇。

凉肺次将　洋参、元参、山栀、花粉、天冬、地骨皮、知母、麦冬、薄荷、海石。

温肺猛将　麻黄、天南星、北五味。

温肺次将　苏梗、款冬花、制半夏、生姜、烟。

【**点评**】补肺猛将，大补肺气也；次将列有补气养阴及润、敛之辈；泻肺猛将，温燥之性显现，故用当慎；凉肺之马兜铃，因现代有关其肝、肾毒性报告甚多，已基本不用；温肺所列之北五味，或与其敛之特性有关，亦合小青龙之麻黄、五味子配伍。

肺部列方

桔梗前胡汤　治肺气闭塞闷咳。

桔梗一钱　前胡　苏子　赤芍　桑白皮蜜炙　陈皮各一钱五分　杏仁三钱　姜汁炒竹茹一钱　生甘草五分

加味甘桔汤　治肺郁哮喘等症。

甘草五分　桔梗　川贝　百部　白前　橘红　旋覆花　茯苓各一钱五分

贝母瓜蒌散　治肺热液干。

贝母二钱　瓜蒌仁一钱五分　胆星　黑山栀各五分　黄芩　橘红　炒黄连各一钱　甘草五分

知柏八味丸　滋水降火。

知母　黄柏各一钱五分　大熟地四钱　萸肉　山药　茯苓各一钱五分　丹皮　泽泻各一钱

紫菀散　润肺止嗽，并治肺痿。

人参五分　紫菀　知母　川贝　桔梗　茯苓　阿胶各一钱　五味子　炙草各三分

人参燕窝百合汤　润肺清金。

人参一钱，如无力，以洋参、沙参二三钱代之　燕窝三钱　百合五钱
共炖烂食之。

推气散　治右胁气痛。

枳壳　郁金各一钱　桂心　炙草各五分　桔梗　陈皮各八分　生姜二片　大枣二枚

桔梗汤　治肺痈。

桔梗　白及　橘红　炒甜葶苈各八分　甘草　贝母各一钱五分　苡仁　金银花各五钱

泻白散　治肺热。

蜜炙桑白皮二钱　地骨皮三钱

茜根汤　治衄血神烦。

茜根　黄芩　阿胶　侧柏叶　生地各二钱　甘草一钱

犀角地黄汤　治血热妄行及瘢疹。

犀角尖_{镑，先煎}　丹皮　麦冬　白芍_{各一钱五分}　生地_{四钱}

黄芩知母汤　治火嗽烦热。

黄芩　知母　桑白皮　杏仁　天花粉　山栀　川贝　桔梗　生甘草_{各一钱}

黄芩清肺饮　治肺热，小便不利。

栀子_{二钱}　黄芩_{一钱}

香苏散、止嗽散、香薷饮、神术散、八珍汤、治疫清凉散、五味异功散、生地黄汤、月华丸、六味地黄汤、消暑丸、五皮饮、麻黄汤、六君子汤、四生丸、白虎汤，_{以上诸方俱见首卷}；归脾汤、清膈煎_{二方见心部}；二陈汤、五痿汤、芍药甘草汤_{三方见肝部}。

肾部

足少阴属脏

肾者，天一之水，先天之本也。位北方，故黑。其体常虚。处腰左右，介其中者，有命门火蒸化谷食，名曰真阳。肾水充足自多诞育，享大寿。凡夙夜宣劳，耄而不倦者，皆肾气之固也。好色之流，先竭肾水，丧其本矣。瞳神、下颏、两腰，皆其部位，望气者觇①之。

【点评】肾者，主水，主蛰，封藏之本。肾阴、肾阳为五脏六腑阴阳之根本，又称为元阴、元阳。

---

① 觇（chān 搀）：暗中观察。

肾无表证，皆属于里。

肾之虚，脉左右尺常细软。其症为头痛、为耳鸣、为耳聋、为盗汗、为夜热、为健忘、为咳嗽、为喘、为吐血、为腰痛、为腿酸足软、为目视无光、为大便结、为小便不禁、为戴阳、为久痢久疟。

头痛者，血不能充髓海也，六味地黄丸主之；耳鸣者，血虚火旺也，六味地黄丸加牛膝、知母主之；耳聋者，虚闭也，六味地黄丸加枸杞、人参、石菖蒲、远志主之；盗汗者，虚热也，生地黄煎、八珍汤加黄芪、北五味并主之；夜热者，虚火也，四物汤加丹皮、地骨、青蒿主之；健忘者，心肾不交也，归脾汤、十补丸主之；咳嗽者，虚火铄金也，六味地黄丸加白蜜、胡桃主之；喘者，水亏火炎也，知柏八味丸主之；吐血者，血虚血热也，生地黄汤主之；腰痛者，水不足也，六味地黄丸加杜仲、川续断主之；腿酸足软者，血不营筋也，十全大补汤主之；目视无光者，水不足也，六味地黄丸主之；大便结者，血虚液枯也，六味地黄丸加白蜜、胡桃主之；小便不禁者，肾气不约也，十补汤主之；戴阳者，阴火上亢，阴躁似阳躁也，金匮肾气丸主之；久痢久疟者，脾肾皆虚也，王母桃主之。

【点评】肾之虚，有阴、阳、精、气、血虚少。文中言血虚之头痛、耳鸣诸症，实为阴虚，以六味地黄丸加味治疗，可作佐证。

肾无实证。

肾之寒，肾之虚也，脉左右尺必迟沉。其症为命门火衰、为不欲食、为鸡鸣泄泻、为天柱骨倒、为蜷卧厥冷、为奔豚。

命门火衰者，虚象百出，左归饮、右归饮主之；不欲饮食者，火力微也，八味地黄丸主之；鸡鸣泄泻者，肾虚也，加味七神丸主之；天柱骨倒者，督脉空也，右归饮主之；蜷卧厥冷者，火衰也，右归饮、理中汤并主之；奔豚者，肾气上冲也，奔豚丸主之。

【点评】命门火衰，用左归饮者，阴中求阳也。

又：补肾阴者，有六味地黄丸、左归类；补肾阳者，有八味地黄丸、右归类。六味、八味，方有三补三泻，盖病因虚致实，有虚热、水气。景岳创左归、右归，意在治真元亏耗，纯虚无邪，王母桃培补脾肾，亦属此意。

肾之热，水将涸也，伤寒门有之而杂症罕见，左尺右尺必沉数，或浮而空，舌黑无液，其症为口燥咽干、为目不明、为小便不利、为小便浊、为小便出血、为大便秘。

口燥咽干者，水涸也，大承气汤主之；目不明者，目无血养也，知柏八味丸主之；小便不利者，水少也，滋肾丸主之；小便浊者，湿热结于下焦也，萆薢分清饮主之。小便出血者，肾水热也，生地黄汤主之；大便秘者，液涸也，大承气汤主之。

【点评】肾之热症，为阴竭而热。所谓伤寒门，实合温热病。用承气汤者，燥结而欲涸阴，故当急下存阴；知柏八味，治阴虚内热之目不明；滋肾丸又名通关丸，东垣《兰室秘藏》方，治热闭下焦，膀胱不利；程钟龄萆薢分清饮，治疗下焦湿热，肾不能分清别浊而为淋浊。由此可见，肾之热者，杂症亦见。

肾部药队

补肾猛将　熟地、枸杞、淫羊藿、北五味。

补肾次将　生地、巴戟天、首乌、杜仲、龟板、女贞、稆豆皮、海参。

泻肾猛将　猪苓。

泻肾次将　泽泻、知母、赤苓、苡仁。

凉肾猛将　朴硝、元明粉、苦参。

凉肾次将　生地、丹皮、知母、滑石。

温肾猛将　破故纸、鹿茸、鹿角胶。

温肾次将　山茱萸、菟丝子、大茴香、艾叶。

肾部列方

生地黄煎　治阴火盗汗。

生地　当归　炙黄芪　麻黄根　浮小麦　炙草　黄连　黄芩　黄
柏各一钱

水煎服。

王母桃　培补脾肾。

炒冬白术　大熟地各二两　何首乌　炒巴戟　枸杞子各一两
共为细末，炼蜜为丸，如圆眼大。每用三四丸，饥时服。

左归饮　壮水之剂。

熟地五钱　山药　枸杞各二钱　茯苓一钱五分　山茱萸　炙草各一钱

右归饮　补命门真火不足。

熟地五钱　山药　枸杞　杜仲各二钱　山茱萸　肉桂　制附子　炙
甘草各一钱

八味地黄丸　治命门火衰。

制附子　肉桂各一钱　大熟地四钱　山药　萸肉　茯苓各一钱五分
丹皮　泽泻各一钱

加味七神丸　治肾虚鸡鸣泄泻。

肉豆蔻　吴茱萸　广木香各一两　蒸茯苓　补骨脂盐酒炒　车前子

蒸，各二两　**土炒白术**四两

大枣煎汤为丸。每服三钱。

滋肾丸　治下焦血热，用此滋阴化气。

黄柏　**知母**各二两　**肉桂**一钱

炼蜜为小丸。

六味地黄汤、八珍汤、四物汤、十全大补汤、归脾汤、生地黄汤、金匮肾气丸、理中汤、大承气汤，以上诸方俱见首卷；十补丸、萆薢分清饮二方见心部；奔豚丸见肝部；知柏八味丸见肺部。

胃 部

足阳明属腑

胃属中土，司受化谷食。《经》云："得谷者昌，失谷则亡。"其能受与否，生死系焉。其性与脾同，而畏木侮。舌之中及牙床并环唇口而交人中，皆其分野。色现黄。

【点评】脾胃同属中土，因司运化水谷以灌溉四肢百骸、五脏六腑而共为后天之本。然虽云胃"其性与脾同"，而脾喜燥恶湿，胃喜湿恶燥，脾升胃降，又各不同。

胃为阳明，有经有腑。故有表证，右关脉必浮。伤寒邪入阳明经，其症为目痛、鼻干、唇焦、嗽水不欲咽。若他表证，为面浮肿而痛、为瘫疹。

目痛、鼻干、唇焦者，邪热作火也，葛根汤主之；面浮肿而痛者，风也，葛根汤主之；瘾疹者，邪热所化也，葛根汤加牛蒡子主之。

【点评】葛根汤为太阳阳明合病之方。

胃之虚，其唇必白，脉右关必软弱。其症为吐、为噎膈、为不能食、为胃脘痛、为停滞、为湿肿、为痰、为嘈杂。

吐者，土虚木侮也，香砂六君子汤加柴胡主之；噎膈者，胃脘干槁也，上脘槁，能饮水而食难进，下脘槁，食可入而久复出，启膈散主之，佐以四君子汤，有郁则逍遥散；不能食者，胃气虚而难受也，六君子汤主之；胃脘痛者，心悸怔忡喜按，归脾汤或四君子加柴胡、木香；停滞者，土虚不化也，枳术丸主之；湿肿者，土不胜湿也，香砂六君子汤主之；痰者，土衰湿化也，六君子汤主之；嘈杂者，躁扰不宁，得食暂已，气促食少，中虚挟痰也，五味异功散主之。

【点评】胃虚者，大略有气、阴、阳虚。气虚多关于脾，如不能食、停滞、湿肿、痰等，均责之脾胃气虚，水谷运化无权。阴虚者，除噎膈外，亦可为痛、呕、呃逆，启膈散、一贯煎、麦门冬汤、益胃汤均为对症方药。阳虚则多属中阳不足，脾胃同病。

胃之实，脉右关必洪，按胸则痛。其症为结胸，为痞气、为食积、为痰饮、为水肿、为胸胀闷、为胸胀痛、为胸痛呕脓、为不得卧、为便闭谵语发狂。

结胸者，伤寒下早，邪热结聚也，大、小陷胸汤主之；痞气者，脾之积在胃脘，腹大如盘，和中丸加厚朴主之；食积者，胀痛拒按也，保和丸主之；痰饮者，咳则痛，转侧有声，小半夏加茯苓汤主之，外台茯苓饮尤效；水肿者，先肿后喘，或肿而不喘，胃经蓄水也，五皮饮主之，甚则金匮肾气丸；胸胀闷者，积滞也，保和丸主之；胸胀痛者，蓄血也，泽兰汤主之；胸痛呕脓者，胃脘痈也，不必治而自愈；不得卧者，胃不和则卧不安也，二陈汤加砂仁主之；便闭谵语发狂者，胃有燥矢也，大承气汤主之。

胃之寒，唇舌必白，脉右关必沉迟，其症为胃脘痛、为呕吐、为霍乱、为吞酸嗳腐。

胃脘痛者，肢冷气冷，绵绵不休，姜附汤加肉桂主之，如吐蛔，加川椒、乌梅、川连、焦术、川楝；呕吐者，食入复出也，平胃散加煨姜、砂仁主之；霍乱者，寒湿伤胃也，和胃饮主之；吞酸嗳腐者，寒不消食也，香砂二陈汤主之。

胃之热，唇舌红，口臭，脉右关必洪数。其症为三消、为嘈杂、为吐血、为齿痛、为黄胖面肿、为自汗、为舌黑燥渴、为癍疹、为便闭、为呃逆、为头痛。

三消者，燥热结聚也。口渴消水为上消，二冬汤主之；消谷易饥为中消，生地八物汤主之；口渴、小便如膏为下消，六味地黄汤加生脉散主之；嘈杂者，烦扰不宁，口燥唇焦，痰火为患也，二陈汤加山栀、黄连主之；吐血者，胃火迫血妄行也，白虎汤主之；齿痛者，阳明有余，少阴不足也，玉女煎主之；黄胖面肿者，湿热也，和中丸主之；自汗者，热而蒸溽也，抽薪饮主之；舌黑燥渴者，胃火炽甚也，白虎汤主之；发癍疹者，火郁而化也，初用葛根汤加牛蒡子以散之；次用犀角大青汤加石膏，或三黄解毒汤，甚则白虎汤、调胃承气汤；呃逆不止者，胃火上冲也，安胃饮主之；头痛者，头筋扛起，胃火上冲也，加味升麻汤主之。

【点评】上中下三消者，分别以肺、胃、肾为重，非独胃也。

中消除生地八味汤外，仲景之白虎加人参汤，丹溪之消渴方均可用之。

胃部药队

补胃猛将　白术、黄芪、大枣。

补胃次将　扁豆、山药、炙甘草、龙圆、红枣。

泻胃猛将　石菖蒲、枳实、雷丸、白芥子、莱菔子、神曲。

泻胃次将　苏梗、枳壳、蔓荆子、麦芽。

凉胃猛将　石膏、犀角。

凉胃次将　花粉、葛根、香薷、石斛、萆薢、知母、芦根、竹叶。

温胃猛将　干姜、高良姜、益智仁、肉豆蔻、草果、丁香、木香、胡椒、辛夷。

温胃次将　藿香、砂仁、白蔻仁、半夏、乌药、煨姜、厚朴、川椒。

【点评】犀角今均以水牛角代之，用量须大，一般一剂用量在30g左右。

胃部列方

枳术丸　除胀消食。

炒枳实一两　炒白术二两

大陷胸汤　服小陷胸汤不效，以此治之。

大黄六钱　芒硝四钱　甘遂二分五厘，研冲

小陷胸汤　治结胸少腹满痛，手不可近。

半夏二钱　黄连一钱五分　瓜蒌仁大者一个，杵

和胃饮　治霍乱。

厚朴　陈皮各二钱　干姜一钱　炙草六分

二冬汤　治上消。

天冬二钱　麦冬三钱　花粉　黄芩　知母各一钱　人参　甘草各五分

生地八物汤　治中消。

生地　麦冬各三钱　山药　知母　丹皮各一钱五分　黄芩　黄连　黄柏各一钱　荷叶二钱

水煎服。

玉女煎　治阳明有余，少阴不足。

熟地四钱　石膏　麦冬各三钱　知母　牛膝盐水炒，各一钱五分

抽薪饮　治一切火盛。

黄芩　石斛　木通　栀子　黄柏各二钱　枳壳　泽泻各一钱五分　甘草三分

犀角大青汤　治胃火发癍，大渴大热，或咽痛不利。

犀角尖　大青　元参　甘草　升麻　黄芩　黄连　黄柏　人中黄黑山栀各一钱五分

或加石膏一两同煎

三黄解毒汤　治火毒内盛。

黄连二钱　黄芩　黄柏　黑山栀各一钱五分

安胃饮　治胃火呃逆。

石斛　麦芽各三钱　黄芩　泽泻　山楂各二钱　陈皮　木通各一钱

知味升麻汤　治胃火上冲，头痛甚炽。

升麻　葛根　赤芍　甘草各一钱　石膏三钱　薄荷五分

加灯心二十寸。

葛根汤、香砂六君子汤、四君子汤、逍遥散、异功散、六君子汤、

和中丸、小半夏加茯苓汤、五皮饮、金匮肾气丸、泽兰汤、六味地黄丸、大承气汤、平胃散、白虎汤、调胃承气汤_{以上方见首卷}；归脾汤、姜附汤_{二方见心部}；二陈汤_{方见肝部}；保和丸、香砂二陈汤_{二方见脾部}。

外台茯苓饮

即异功散加枳实二钱，生姜三片。用真人参。

膀胱部

足太阳属腑

膀胱者，州都之官，津液藏焉，气化则能出矣。然肾气足则化，肾气不足则不化，入气不化，则水归大肠而为泄泻；出气不化，则闭塞下焦而为癃肿。小便之利，膀胱主之，实肾气主之也。伤寒传经之邪，每自膀胱入，一见太阳头痛等症，即宜发散，不使邪气入为诸经害，则膀胱为第一关隘矣。

【点评】足太阳膀胱经为六经之藩篱，亦主一身之表。

膀胱为太阳腑。有表证，左尺脉必浮。其症为头痛、为项脊强、为身痛、四肢拘急、为发热、为恶寒无汗、为喘嗽。

头痛者，头脑痛而连项脊也，加味香苏散主之，甚者加羌活、葱白；项脊强者，太阳经所过之地也，香苏散主之；身痛、四肢拘急者，风伤卫，寒伤营，寒主收引也，桂枝汤主之；发热者，腠理闭塞也，香苏散主之；恶寒无汗者，寒乘表也，麻黄汤主之；喘嗽者，寒邪客于皮毛，肺气不得升降也。麻黄汤主之，轻者，止嗽散。

膀胱之虚，肾气不化也，脉左尺必细沉。其症为小便不禁、为劳淋、为老淋。

小便不禁者，气虚不能统摄也，十补汤主之；劳淋者，劳力辛苦，气虚不化也，补中益气汤主之；老淋者，老人思色，精不出而内败，大小便牵痛如淋，宜萆薢分清饮去黄柏，加菟丝、远志以去其精，再服六味地黄丸。

膀胱之实，脉左尺必洪大。其症为气淋、为血淋、为关格、为膀胱气。

气淋者，气滞水道阻塞，脐下胀痛也，假苏散主之；血淋者，蓄瘀茎中，割痛难忍也，生地四物汤加红花、桃仁、花蕊石主之；关格者，溺闭而吐逆也，假苏散主之；膀胱气者，一名胞痹，气结膀胱少腹，热涩于小便也，橘核丸主之。

膀胱之寒，左尺必沉迟。其症为冷淋。

冷淋者，寒气坚闭水道，肢冷喜热也，金匮肾气丸主之。

膀胱之热，左尺必数。其症为小便不通、为膏淋、为石淋、为便脓血、为发狂。

小便不通者，渴则热在上焦，四苓散加山栀、黄芩，不渴则热在下焦，滋肾丸主之；膏淋者，滴液如膏也。萆薢分清饮主之；石淋者，下如沙石也，益元散加琥珀主之；便脓血者，心气移热于膀胱也，阿胶散主之；发狂者，伤寒热结膀胱，下焦蓄血，少腹硬满也，调胃承气汤主之。

【点评】膀胱部病症及治涉及下焦者，当与肾部互参。膀胱气化无权之虚证，责之肾气不足；而诸淋、癃，因湿、热、气、瘀等实邪者，当用清、利、疏、化，亦可认为泻肾中实邪。故前贤云"肾无实证""肾无泻法"，亦不可一概而论。

膀胱部药队

补膀胱药，即补肾之药，肾气化则小便自行。

泻膀胱猛将　羌活、麻黄、防己、木通、葶苈、猪苓。

泻膀胱次将　独活、防风、蒲黄、川楝子、前胡、藁本、泽泻、葱。

凉膀胱猛将　甘遂、龙胆草。

凉膀胱次将　车前子、茵陈、海金沙、川黄柏。

温膀胱猛将　吴茱萸。

温膀胱次将　乌药、茴香。

膀胱部列方

假苏散　治气淋。

荆芥　陈皮　香附　炒麦芽　瞿麦　木通　赤苓各二钱

生地四物汤　治血淋。

生地三钱　归身　赤芍各一钱五分　川芎一钱

香苏散、桂枝汤、麻黄汤、止嗽散、益元散、补中益气汤、六味地黄丸、金匮肾气丸、调胃承气汤，以上诸方俱见首卷；十补丸、萆薢分清饮、阿胶散三方见心部；橘核丸见肝部；四苓散见脾部；滋肾丸见肾部。

胆部

足少阳属腑

胆者，清虚之府，居半表半里之交，与肝为表里。气血足则胆气壮，气血虚则胆气怯。胆受邪即阴阳交战，而寒热往来。故疟症之来不一，而总不离乎少阳也。然其担事之力，犹中正之官，不偏不倚，决断出焉。

胆有表证，左关脉必浮而弦。其症为头汗、为寒热往来。

头汗者，寒邪将化火也，小柴胡汤加丹皮主之；寒热往来者，阴阳相争也，小柴胡汤主之。

【点评】胆之表证，为邪在少阳，俗谓半表半里是也，故用柴胡剂。

胆之虚，左关脉必细软。其症为惊悸、为太息。

惊悸者，心血不足以壮之也，安神定志丸主之；太息者，气虚也，四君子汤主之。

胆之实，左关脉必洪。其症为胸满、为胁痛、为耳聋。

胸满者，邪气结聚也，小柴胡汤加枳壳、桔梗主之；胁痛者，邪入胆经，布之胁下也，小柴胡汤加山栀、枳壳主之；耳聋者，气火上冲而闭也，逍遥散加蔓荆、石菖蒲、香附主之，或小柴胡汤。

【点评】枳壳主降，桔梗主升，两者相合，升降气机，为治胸腹气滞诸症之佳配。

胆之寒，脉左关必迟。其症为精滑、为呕吐、为舌苔滑。

精滑者，肢肿食少，心虚烦闷，坐卧不安，温胆汤主之；呕吐者，邪正相争也，小柴胡汤加藿香汤主之；舌苔滑者，邪未化火也，二陈汤主之。

胆之热，脉左关必弦数。其症为口苦、为呕吐、为盗汗、为目眩。

口苦者，热在胆，胆汁泄也，小柴胡汤主之；呕吐者，胆移热于胃也，小柴胡汤加姜炒竹茹主之；盗汗者，热开腠理也，小柴胡汤加丹皮主之；目眩者，胆附于肝，肝窍在目，热故眩也，小柴胡汤加山栀主之。

胆部药队

补胆猛将　乌梅。

补胆次将　枣仁。

泻胆猛将　桔梗、青皮。

泻胆次将　柴胡、香附、秦艽、川芎。

凉胆猛将　龙胆草。

凉胆次将　青蒿、槐实。

温胆猛将　肉桂、细辛。

温胆次将　山茱萸。

胆部列方

温胆汤　治胆气虚寒，梦遗、精滑等症。

制半夏一钱五分　枳实八分　陈皮　茯苓各一钱五分　人参一钱　熟地 炒枣仁各三钱　远志一钱　五味子一钱　甘草炙，五分　生姜三片　枣一枚

【点评】此方为目前通用之"温胆汤"加减方。考温胆汤最早出自《集验方》，该书已佚。《备急千金要方》转载，陈无择《三因极一病证方论》再录，由半夏、枳实、竹茹、陈皮、茯苓、甘草、生姜、大枣组成。可见本书之"温胆汤"系上方去竹茹而加人参、熟地、炒枣仁、远志、五味子，意在加强补气而摄精，故治胆气虚寒，梦遗、精滑。

小柴胡汤、四君子汤、逍遥散_{三方俱见首卷}；安神定志丸_{见心部}；二陈汤_{见肝部}。

大肠部

手阳明属腑

大肠者，肾阴之窍，传道之官，受事于脾胃，而与肺金相表里。故肺气虚则肠若坠，而气为之陷；肠液少则肺亦燥，而鼻为之干，其呼吸甚密迩①也。然肠口上接小肠，下通谷道，为诸脏泄气之门，启闭一失职，而诸脏困矣。

大肠无表证，皆属于里。

大肠虚者，气虚也，脉右尺必沉弱。其症为久痢、为脱肛。

久痢者，气血不足也，归脾汤、十全大补汤、补中益气汤加乌梅均可；脱肛者，气虚下陷也，补中益气汤加荷叶主之。

大肠实者，胃实移热也，脉右尺必洪实。其症为便闭、为脏毒、为燥渴、谵语发狂、为肠痈。

便闭者，实火闭也，小承气汤主之；脏毒者，肠胃不清，下如鱼肠，如豆汁也，芍药甘草汤主之；燥渴谵语发狂者，燥屎不出也，小承气汤主之；肠痈者，当脐而痛，溺数如淋，千金牡丹皮散主之。

【点评】古之脏毒，与后世锁肛痔、肠岩关系密切，据临床表现，可与现今溃疡性结肠炎、克罗恩病、痢疾、大肠癌等病互

---

① 迩（ěr 耳）：有近、浅之意。此处指呼吸快而浅。

参。故单用芍药甘草汤恐难尽效，还当辨证结合辨病施治。

大肠寒者，积冷也，脉右尺必沉迟。其症为久痢、为便血。

久痢者，腹绵绵痛，寒积在肠也，鸦胆子包粉团吞之；便血者，肢冷喜热，寒在肠也，附子理中汤加归、芍主之。

大肠热者，肺经移热居多，脉右尺必数。其症为便血、为肠风、为脱肛。

便血者，口燥唇焦，热在肠也，芍药甘草汤加黄芩、丹皮、生地；肠风者，脏腑有热，风邪乘之，故下血而腹不痛，清魂散主之；脱肛者，肠有火则脱出难收，肿而痛也，三黄解毒汤加知母、荷叶主之。

大肠部药队

补大肠猛将　淫羊藿、罂粟壳。

补大肠次将　诃子肉、百合。

泻大肠猛将　大黄、桃仁、雷丸、麻仁、升麻、紫草。

泻大肠次将　秦艽、旋覆花、郁李仁、杏仁、大腹皮、白芷、梨汁。

凉大肠猛将　黄芩、黄柏。

凉大肠次将　地榆、槐实、知母、连翘。

温大肠猛将　胡椒、破故纸、枸杞。

温大肠次将　当归。

大肠部列方

千金牡丹皮散　治肠痈。

丹皮　苡仁各五钱　瓜蒌仁一钱五分　桃仁十二粒，研
水煎服。

如大便闭，加大黄钱半，当归三钱。

鸦胆子方 治久痢，寒积在肠。

用鸦胆子一个蒸透，将米粉包作团子蒸熟。

以开水囫囵吞下，空心服。

清魂散 治肠风下鲜血，而腹不痛者。

荆芥_{炒黑，三钱} 当归_{五钱}

十全大补汤、补中益气汤、附子理中汤、小承气汤_{以上诸方俱见首}卷；归脾汤_{见心部}；芍药甘草汤_{见肝部}；三黄解毒汤_{见胃部}。

小肠部

手太阳属腑

小肠者，受盛之官，化物出焉。其上口即胃下口，水谷由此而入，其下口即大肠上口，此处泌别清浊，俾水液注入膀胱，滓秽流入大肠，是腑中之有鉴别者，故与心相表里，脉附于膀胱而在左尺。

【点评】江氏对西医之人体解剖似有所了解。

小肠无表证，皆属于里。

小肠虚，左尺脉必细软。其症为溺赤短、为腰痛。

溺赤短者，水不胜火也，生地黄汤主之；腰痛者，水不足也，六味地黄丸主之。

小肠实，左尺脉必洪弦。其症为小肠气、为交肠①。

小肠气者，气滞下焦，脐下转痛，失气则快也，橘核丸主之；交肠者，阴阳拂逆，大小肠交也，五苓散主之。

小肠寒，左尺脉必迟。其症为咳嗽失气。

咳嗽失气者，小肠嗽也，止嗽散加芍药主之。

小肠热，左尺脉必数。其症为溺涩溺短。

溺涩溺短者，湿热壅滞也，导赤散主之。

小肠部药队

补小肠猛将　生地。

泻小肠猛将　木通。

泻小肠次将　瞿麦、海金沙、川楝子、苡仁、赤芍、赤茯苓、灯草。

小肠部列方

生地黄汤、六味地黄丸、五苓散、止嗽散_{俱见首卷}；导赤散_{见心部}；橘核丸_{见肝部}。

三焦部

手少阳属腑

三焦者，人生三元之气，脏腑空处是也。上焦心肺居之；中焦脾胃居之；下焦肝肾、膀胱、大小肠居之。其气总领脏腑、营卫、经络、内外、左右、上下之气，三焦通则竟体调和，斯其职已。三焦之

---

① 交肠：古病名，大小便易位而出。

病，属于脏腑，并无另立病名。

【点评】江氏论三焦，主以部位，关乎所属脏腑，故不详述。

三焦部药队

补三焦猛将　淫羊藿、黄芪。

泻三焦猛将　青皮、木香。

泻三焦次将　柴胡、香附。

温三焦次将　乌药、白豆蔻、胡桃。

凉三焦次将　山栀、麦冬、黄柏、地骨、青蒿、连翘。

【点评】《笔花医镜》之各部药队，为书中精华之所在，或聚江氏毕生用药经验，列方亦如作者所云，仲景、东垣、景岳、钟龄诸家之说，显现其中，对临证颇有启迪。各部药队，分补、泻、凉、温之猛将、次将，提示用药如用兵，须胆大心细。然此亦是一家之言，临床遣药，仍当熟识四气五味、升降沉浮、脏腑归经。并习各家本草，兼收并蓄。如升降、归经，可参考明代贾九如之《药品化义》。

心包络部

手厥阴属腑

心包络者，即膻中。与心相附，居膈上，代君行事，臣使之官，喜乐出焉。其见证有手中热、心中大热、面黄目赤、心中动诸端。而要之包络之病，即心部之病也，言心不必更言包络矣。

卷之三

儿科证治

儿科论治

小儿之病，百倍难于方脉。其疾痛疴痒不能自言，旁人又不能代言，全恃医家以意揣之，揣之不合，杀人易于反掌。即揣得其当，而小儿纯阳之体，易虚易实，药一过分，变幻百端，此非绝顶聪明，好学深思，心知其意者，未易胜任也。至于护惜之深，姑息之至，则饱暖失宜，果物恣食，畏苦废药，或求速杂投，则又非医家之咎矣。然揣之之法，不过辨其表里虚实寒热，其法与方脉无异，其症亦与方脉同，方脉中之病，小儿亦无不有也。故不能儿科者，或能治方脉；不能方脉者，必不能治儿科。

【点评】此言儿科病症诊治之难易。并提出欲精幼科者，必须有大方脉（内科）基础。

初生保治

初生三朝，即用三黄汤解其胎毒。服三四日后，每日投金银花汤，至弥月而止，可保其痘稀，而少疮疹之患。若遇寒冬之月，或小儿体寒质薄，则专用金银花汤亦可。弥月间声直发搐，撮口脐风，是胎风也，俗名腹里惊。因其母肝气素郁，儿禀受之，再浴时、断脐时，或有进风，得外风则内风动，此症发之太早，泣不出声，泣而无泪者，皆难治。治法：痰盛者先治痰，火盛者先清火，或用益黄散治之。视其牙龈有泡，急以绵裹指擦破之，用青黛、冰片略涂口内为妙。至三岁以前，形质微弱，无脉可凭，但察其脉之强弱缓急而已。须更审其食指寅卯辰三关。男左女右，食指近手第一节为寅关，次节为卯关，上节为辰关。凡儿有病，必有脉纹外现。如现纹在寅关，不过卯关者易治，连卯关者难治，过辰关者更难治。若一条纹，从寅关直透卯透辰者必死。其纹青色为风，紫为泻利，青紫为肝木乘脾，红则为热，合之唇舌面色，亦可得其大概也。三岁后六七至为平脉，四五至为寒，九十至为困，脉弦急为气不和，沉缓为伤食，促结为虚惊，浮为风，沉细为寒，脉乱者不治。

【点评】初生婴儿之胎毒、胎风，均不易调治。且幼稚之体，正气未充，甚虑邪侵。又，三岁以前，望闻问切难全施，当以望诊为主。除望神色、形态、面窍、皮肤、二便之外，审察指纹甚要。所谓寅、卯、辰，即现之风、气、命也，与一般望色临证意义相类，但若出现"透关射甲"，则示病情危重。

外热内热辨

外热与内热不同。外热者，身终日发热，或拘束肢冷，外有清涕咳嗽，头痛鼻塞之象，内则脉浮而不渴，此外解之症也，不可用凉药，宜荆防散表之，得汗自愈。内热者，如夜热潮热，昼轻夜重，病最缠绵，或口渴，或腹胀，或盗汗，其症有因伤食停痞。伏燥伏火，阴虚阳虚等异，宜分别而治，此内解之症也，不可用表药。伤食者，保和丸加地骨皮消之；停痞者，和中丸加鳖甲、牡蛎消之；伏燥者，贝母瓜蒌散润之；伏火者，黄芩芍药汤加山栀、丹皮等清之；阴虚者，蒿皮四物汤退之；阳虚者，四君子汤养之。此等热久必伤阴，日渐削瘦，成为疳痨①，慎勿忽视。

【点评】小儿发热，亦分外感内伤。外感发热当解表。风寒者宜荆防败毒类辛温解表而除热；风热者当用银翘、桑菊凉散解热，勿拘于"不可用凉药"。内伤者各据其因而治之

非惊论

方脉中有中寒中暑诸症，时医混以为中风，东垣、景岳以非风别之，善矣。儿科有急惊风、慢惊风二症，不惟惊字全无干涉，即风字亦未可混称。乃自有惊风之名，而滥以丸子相投，从此小儿之遭其劫者，不知万万矣。试思惊字何解？凡受吓者谓之惊，吓则神魂失守，心神恍惚，惕惕悸动，唯心虚者易犯此，在方脉中亦有之。儿科中大惊猝恐一症，即此候也，是真惊也。故用药以人参、五味、枣仁、丹参等安神定魂为主，断无有攻痰散风而能治惊症者。且风字亦有二义，在外感则为风邪，宜用表散；在内病则为肝风，宜用镇息。今混言之曰风，究竟外风乎，内风乎？治外风之药不可以治肝，治肝风之药不可以解表，甚矣哉其混也。盖时俗所谓急惊风者，痰火闭也。小

---

① 疳痨：又称疳劳，为五脏之一肺疳重症。与现今幼儿肺结核病关系密切。

儿受暑热则生火，乳积则生痰，痰火相搏，则血虚而肝失所养。肝主筋，筋脉干热则抽搐，故外作拘挛；面现青色，是肝燥而风内动，非外风也，是痰火闭其窍；而目窜牙紧发厥，非吓惊也。但利其窍，清其火，降其痰，则神醒矣。此症即不医亦能自醒，而漫以惊风名之可乎？世俗所谓慢惊风者，脾虚生风也。小儿或吐或泻，久则脾虚，肝木乘之，手足微搐，是内风侮土，非外风也。阳衰神怠，气息短促，是中气脱乏，非吓惊也。宜补其脾，回其阳，则土振而木静矣。此症不补必死，而谬以惊风名之可乎？且急惊为实火证，慢惊为虚寒证，如水火然。治急惊药不可以治慢，治慢惊药不可以治急。而世俗竟有以一粒丹丸，名之曰治急慢惊风，欺人乎？欺天乎？兹特并揭之曰非惊，而分为痰火闭症，木侮土症，则为实为虚，当各求其病源而治之，而小儿庶不至于枉死。

【点评】急惊风以痰火盛而引动肝风，慢惊风为脾虚血亏，虚风内动，江氏析理中的。本病之发，确与"惊"相关甚少。急惊风多因外感风温、湿热疫疠之气，内蕴痰热食积，以其热甚动风，间有暴受惊恐而发；慢惊风责之于暴病吐泻，或久吐久泻，或他病误治，脾肾亏损，虚风内动。然惊风病名，已约定俗成，且有针对治法，是否因惊而致，似可不必深究。

痰火闭症

痰火之症，即俗所谓急惊风也。小儿或感风寒，或积乳食，皆能生痰。痰积则化火，或受暑热亦生火。失于清解，则火升而痰亦升。痰火上壅，闭其肺窍，则诸窍皆闭。其症目直气喘，昏闷不醒。且火甚则肝燥筋急，为搐搦瘛疭、反引窜视，而八候生焉。总因痰火郁结，肝风内动而成。当其拘挛弓仰之时，但以手扶，勿可用力抱紧，伤其筋络，致成废疾。初起以通关散开其嚏，得嚏则醒。轻者利火降痰汤，重者清膈煎加石菖蒲、竹茹，或抱龙丸；醒后清热养血汤。

【点评】此急惊风之治也。尚有外感温热疫疠，致发热抽搐，甚则昏迷，如现今谓感染性疾病所致之小儿惊厥，当按卫气营血辨证论治。

木侮土症

木侮土症，即俗所谓慢惊风也。小儿受暑受寒，或伤乳食，皆能作吐作泻，或吐泻交作。久则脾土虚弱，肝木乘之，其泻渐见青色，面部萎白带青，手足微搐无力，神气恹恹不振，而慢脾成矣。初起即宜异功散，吐则加藿香、煨姜；若病已数日，粪见青色，即加木香或肉桂；若手足皆冷，脉息微细，唇舌萎白，此将脱之症，宜急用附子理中汤，以温中回阳，尚有可救。诸脏之症皆缓，独脾病之变甚速。尽有吐泻一昼夜而即脱者，慎勿缓视也。

【点评】慢惊风者，大病久病，气血阴阳亏损，虚风内动。其有脾虚肝木乘之，木旺化风；亦见脾肾阳虚，虚极生风；或肝肾阴虚，筋脉失养，阴虚动风。

大惊猝恐

大惊猝恐，真惊也。小儿气血未充，心神怯弱，一遇惊吓，则神魂震怖，举动失常，夜则跳醒，昼则惊惕。治宜安神魂、敛心气，七福饮、秘旨安神丸、安神定志汤皆可。心有蕴热而惊悸者，七味安神丸；神定后，气虚者，四君子汤以补其阳；血虚者，六味地黄丸以补其阴。若妄投以朱砂镇惊丸子，耗其心血，则愈发愈盛，肝风乘虚而亢，其势不可复制矣，慎之。

【点评】惊则气乱，恐则气下。小儿脏腑稚嫩，气血未充，心胆虚怯，易受惊恐，须益气而安神定志。

夜啼

夜啼之症有二：一曰脾寒，一曰心热。若仅胃停乳食，则不能安寐而已，不啼也。脾寒者，温其脾而啼止，藿香和中汤主之；心热者，清其心而啼亦止，导赤散加川连主之，或花火膏亦可。切勿乱投消痰破气之药，致损真元。

【点评】小儿夜间哭闹，有生理性与病理性之别，须分清。

吐泻

小儿吐泻之症最多，或专吐，或专泻，或吐泻交作。其因伤食而吐泻者，腹必硬，所吐所泻，必有酸臭气，保和丸消之。因伏暑而吐泻者，小水必不利，必兼烦渴。吐则香薷饮；泻则四苓散加益元散，或导赤散加川连清之。因受寒而吐泻者，唇舌面色必萎白，口不渴，四肢或冷，此症易成慢脾。始则平胃散、二陈汤加煨姜，以温其中；继则六君子汤以补其脾；若虚寒甚，则附子理中汤，不可稍缓。其因伏火而吐泻者，身必热，唇舌必赤，清中饮导之；火退后，仍宜四君子汤，以养其脾。盖火吐则乳饮不得入，一入即出；寒吐则乳饮受而后出，此其辨也。然吐泻久则脾胃必虚，肝木必侮，无论因何而起，凡大吐大泻之后，即有火亦清，有食亦出，速宜培补脾阳，勿使气脱。

【点评】乳食不节，寒温失调，脾胃运化失健，吐泻乃作。

伤暑

小儿性秉纯阳，不受火迫。一染邪暑，热焰沸张。其症肌热烦躁，口渴唇红，溺涩，急宜香薷饮调服益元散以解之。且暑中有湿，湿易伤脾，故每作泻利，甚者兼吐，治法详吐泻门。若受暑风而清涕头痛者，用香薷饮加秦艽、荆芥主之。若热动肝风而发搐厥，宜用清热汤利其暑热，而风自息。昏闷者，通关散启其嚏。切勿轻用治惊化痰之品，戕其正气，变生他症。

【点评】暑多兼热，夹湿，或与风合，治各兼顾。若动风、闭窍，则成暑厥、暑风之变，在小儿是为重症。

食积痞积虫积痰积水积

诸积皆属于脾。脾土果旺，则何物不化？至于成积，脾力之弱可知已。然积既已成，势不能不用药以消。夫欲消困脾之积，必更伤受困之脾，愿治积者必时时顾念脾土而后可。食积者，肚腹必硬，膨胀拒按，吞酸嗳腐，不思饮食，保和丸、大和中饮等消之；脾虚者，六君子汤参用。痞积者，或疟后痰结，或血裹肝气，伏于胁下，时痛时止，和中丸消之，外贴消痞膏；气虚者，六君子汤参用。虫积者，湿热所化也。虫有九而血鳖①最狠，蛔虫最驯，寸白虫上能蚀肺，柳叶虫②下能蚀肝。凡患虫症，则唇内起白点。若虫长一尺，贯胃则危，冲心则死。其人日渐消瘦，虫则吸血自肥，当以化虫丸下之；腹痛则服花椒汤，虫闻椒则伏也；下后仍以异功散养脾。痰积者，饮食所积，脾不能化，则酿而为痰。其症初起时，两脉皆弦，腹渐胀大而软，急宜六君子汤加厚朴、麦芽、莱菔子等以消之。若迁延日久，则痰积愈多。一旦上涌，发为厥逆，则吐之不能，下之不得，无药可治也。水积者，即水肿之症，治法具详首卷。

【点评】儿科之积，多与饮食失节，脾不健运相关。有食、痞、虫、痰、水诸积。古有五虫、七虫、九虫之分，今已少见。治法则同，逐积健脾而已。

疳症

疳者，干也。久热伤阴，津液干涸之症，俗名童子痨。其症总因饮食不节，积滞化火，渐或生痞生虫，致成骨蒸内热，消灼其阴。其症腹大青筋，发直毛焦，肌肤枯燥，唇舌绛红，而疳症成矣。此症阴血既槁，势已难回，况又有热未清，积未去乎？善治者，必乘其阴血未槁之时，清其火，消其积，育其阴，调其脾胃，尚克有济。初治宜

---

① 血鳖：指瘀血与痰饮、内寒相搏，聚块成形，如鳖如钱，上下不定，出自《杂病源流犀烛·积聚癥瘕痃癖痞源流》："虚劳痼冷，败血杂痰而成血鳖。摇头掉尾，如虫之行，上侵入咽，下蚀人肛，或附胁背，或隐胸腹，大则如鳖，小则如钱，宜羌黄汤。"
② 柳叶虫：一种寄生虫，形状像柳树叶。即今之肝吸虫。

清热导滞汤；有虫者，唇内起白点，以化虫丸间服；若阴分既虚，则用理阴和中煎；胃口不开，则并用异功散调其胃，俾得阳生阴长，庶几有救。大约此症腹软者，虽虚可治，为其能受补也；腹硬者难治，为其不可消也。

【点评】此节所论疳症，似为小儿肺疳，亦即童子痨，与一般之"疳""疳积"有别。盖疳者，多谓小儿脾胃虚弱，或因先天不足，或责后天饮食不节等，营养及消化不良，患儿面黄肌瘦，少食或厌食，大便异常。亦有疳痨一证，论述不一。《育婴秘诀》卷三提出："儿童十六岁以下，其病为疳；十六岁以上，其病为痨。疳、痨皆气血虚惫，乃脾胃受病之所致。"可参。

盗汗自汗

盗汗为阴虚，自汗为阳虚。然亦有秉质如此，终岁习以为常，此不必治也。若平日并无此症，又非夏秋暑月，而无端盗汗者，宜四物汤加龙骨、牡蛎、浮小麦、北五味之属，以养其阴。无端自汗者，宜四君子汤加北五味、牡蛎，以养其阳，或加玉屏风散亦可。

咳嗽

小儿咳嗽，半由于风寒。初起以杏苏煎散之。痰薄者，加半夏、生姜；痰浓者，加川贝、花粉、瓜蒌仁之属。肺有火邪，则泻白散，此一定之治法也。若秋冬燥令，肺受火刑，则咳而无痰，甚者咳血。宜以贝母瓜蒌散润其肺，清肃之气下行，则咳自止。

【点评】小儿咳嗽之治，理同成人，而阴虚少见。

解颅龟胸龟背

解颅者，脑盖未满，头颅不合，中陷而四角起，如古钱之形，此先天不足所致。暑月服六味地黄丸；冬春之月补天大造丸。俟气虚渐充，则自合矣。龟胸者，肺热作胀，胸骨高起，须白虎汤加泻白散，以凉肺气。若喘急者，难治也。龟背者，背骨高突如龟，此先天不足，督脉为病，补天大造丸加金毛狗脊治之。

【点评】以上诸症今已少见，多与先天不足有关。

儿科列方

三黄汤

黄芩　黄柏　川黄连　大黄各一钱

浓煎。将丝绵作乳头状，蘸药时时令吮，每日五六回，不必尽剂。

益黄散

陈皮一钱　青皮　诃子肉　炙草各五分　丁香三分

荆防散

荆芥一钱　防风　苏梗　川芎　陈皮各八分　杏仁二钱　甘草　姜皮各三分

保和丸

山楂炭　茯苓　莱菔子各一钱五分　神曲　半夏　陈皮　连翘各一钱

和中丸

白术二两　扁豆　茯苓　砂仁　半夏各一两　枳实　神曲　炒麦芽
楂炭　香附　丹参各一两五钱　陈皮　五谷虫各二两

共为末。每服三钱。

贝母瓜蒌散

川贝二钱　瓜蒌仁一钱五分　山栀　黄芩　橘红各一钱　甘草五分

热甚加川连八分；痰多加胆星五分。

黄芩芍药汤

黄芩　白芍各二钱　生甘草一钱

蒿皮四物汤

生地三钱　北沙参　炙鳖甲各二钱　归身　白芍　青蒿各一钱　地骨
皮一钱五分　丹皮八分　甘草五分

四君子汤

人参　茯苓各一钱　白术一钱五分　炙甘草五分　大枣三枚

通关散

细辛　皂角各三钱　生半夏二钱

共研末，吹入鼻孔取嚏。

利火降痰汤

黄连八分　连翘一钱五分　山栀　滑石各二钱　木通　黄芩　枳实
瓜蒌霜　车前各一钱　钩藤四钱　柴胡六分　甘草三分

清膈煎

制胆星　木通_{各一钱}　白芥子　川贝_{各二钱}　海石_{三钱}　陈皮_{一钱五分}

抱龙丸

胆星_{二钱}　天竺黄_{一钱五分}　雄黄　辰砂_{各一钱}　麝香_{三分}

共为末，糊丸。灯心汤下。

清热养血汤

细生地_{三钱}　丹参_{一钱五分}　黑山栀　青蒿　丹皮_{各一钱}　赤芍_{八分}
生甘草_{五分}

异功散

即前四君子汤加陈皮一钱。

附子理中汤

人参　白术_{各二钱}　附子　干姜　炙草_{各一钱}

七福饮

人参　熟地_{各三钱}　归身　枣仁_{各二钱}　白术_{一钱五分}　炙草_{一钱}　远
志_{五分}

秘旨安神丸

人参　枣仁　茯神　半夏_{各二钱}　归身　白芍　橘红_{各一钱五分}　北
五味　炙草_{各五分}　生姜_{三片}

安神定志丸

茯苓　茯神　人参　龙齿_{各一钱}　远志_{五分}

七味安神丸

黄连　当归　麦冬　茯苓　甘草_{各二钱}　朱砂_{三钱}　冰片_{二分}

共研末，为丸。灯心汤下一钱。

六味地黄汤

熟地_{四钱}　山药　萸肉_{各二钱}　丹皮　泽泻　茯苓_{各一钱五分}

藿香和中汤

藿香_{八分}　厚朴　砂仁　陈皮　炙草_{各五分}　生姜_{二片}

此方加苍术、白芷、苏梗、川芎、香附、楂炭、麦芽，治感寒停食。

导赤散

生地_{二钱}　木通　麦冬　车前　竹叶_{各一钱}　甘草_{三分}

加灯心三十寸，虚者加人参五分。

花火膏

灯花_{三颗}

煎汤。

香薷饮

香薷　扁豆　厚朴_{各一钱五分}　炙草_{五分}

四苓散

白术_{一钱}　赤苓_{三钱}　木通　猪苓_{各一钱}　车前　泽泻_{各一钱五分}

益元散

滑石粉_{六钱}　生甘草_{一钱}

平胃散

藿香　厚朴_{各一钱五分}　苍术_{八分}　陈皮_{一钱}

二陈汤

制半夏　陈皮　茯苓_{各一钱五分}　炙甘草_{五分}　生姜_{二片}

六君子汤

即前四君子汤加半夏一钱五分　陈皮一钱。

清中饮

川连五分　钗石斛　生谷芽各三钱　赤苓　车前各二钱　酒芩　藿香各八分

加姜汁炒竹茹一钱五分。

清热汤

钩藤四钱　山栀　连翘　青蒿各一钱五分　僵蚕　赤芍　香薷各一钱
滑石二钱　川连　柴胡各五分

大和中饮

炒麦芽　楂炭各三钱　枳实　砂仁各六分　陈皮　厚朴　泽泻各一钱

化虫丸

芜荑　雷丸各五钱　槟榔　木香　白术　陈皮　神曲各三钱　雄黄一钱五分

共为末，糊丸。使君子肉三钱煎汤，送下三钱。

清热导滞汤

胡黄连五分　地骨皮　楂炭各二钱　青蒿　山栀　大腹皮各一钱五分
炒麦芽三钱　槟榔　厚朴　丹皮　生甘草各一钱

加红枣五枚。

理阴和中煎

生地　北沙参　生谷芽各三钱　地骨皮　首乌　青蒿子　炒麦芽
稻豆皮　牡蛎各二钱　白芍　楂炭各一钱五分　厚朴　丹皮各一钱

四物汤

熟地四钱　归身　白芍各一钱五分　川芎一钱

玉屏风散

生黄芪_{二钱}　防风_{八分}

杏苏煎

杏仁_{二钱}　苏梗　前胡　赤芍　荆芥_{各一钱}　陈皮_{八分}　桔梗　甘草_{各五分}

泻白散

桑白皮_{蜜炙，一钱五分}　地骨皮_{二钱}

白虎汤

生石膏_{四钱}　知母_{一钱五分}　粳米_{一撮}　甘草_{五分}

补天大造丸

人参_{二两}　黄芪　白术_{各三两}　当归　枣仁　山药　茯苓_{各一两五钱}　熟地　枸杞_{各四两}　河车_{一具}

用鹿角一斤、龟板八两熬膏，同为丸。

卷之四

女科证治

天台程钟龄《女科》一卷，悉从诸大家论说中斟酌尽善而出之，字字毫发无憾，并无近世临证指南等纤巧习气，故根据治每收实功。兹卷大半宗此，以为女科正范。此外诸症，与方脉同治者，概不赘叙。

妇女证论

妇女之症，不肯对人言，与小儿之不能自言，其难治一也。医家又未便逐细询间，则更暗中摸索矣。然大要不离乎中情郁结者近是。盖妇女本坤阴啬啬之性，心地浅窄，识见拘墟，一有逆意，即牢结胸中，又不能散闷于外，则郁久而成病矣。主治之法，审无外感内伤别症，唯有养血疏肝四字。用四物汤、逍遥散之类，可以得其八九。其一切杂症，与方脉同治，兹不赘叙。若胎前产后，此生死交关处，详叙于后，慎勿忽诸。

【点评】肝主疏泄，主藏血。女子善气郁，多血亏，故有云"女子以肝为先天"。

室女

室女天癸未至，有病从幼科论。天癸既行，则与妇人同治矣。然其神完气足，经水应无愆期。其有时经闭者，若非血海干枯，必其经脉逆转。血枯则内热咳嗽，渐成怯症；经逆则为吐，为衄，血必妄行。皆非轻候也，须速治之。如或经水适来，偶阻溺窍，则小便不通，腹胀欲死，急宜通其经而便自利，用调经饮。更有心热烦闷，如嘈如饥，恹恹倦怠，此其情窦久开，欲火内炽所致。为父母者察知其意，速宜择配定期，以安其心。若溺爱久留，或不爱冰阁，势必相火刑金，咳嗽、发热、吐血而成痨瘵。慎勿选婿过备，而俾令饮恨以终也。

月经

经者，常也。月行有常度，经水有常期。其愆乎常者，皆病也。方书以趱前为热，退后为寒，此说亦难尽信。要之，察其色，总以红为正。其变为紫黑者，热也；黄如米泔者，湿也；浅淡红白者，虚也；或成块而紫黑，色黯者，寒凝也；成块而紫黑，色明者，热结也。将行而腹痛拒按者，气滞血凝也；既行而腹痛喜按者，气虚血少也；经前发热者，为血热；经后发热者，为血虚；腹胀者，为气滞；腹痛者，为血滞；泄泻者，是脾虚；溏泻者，是寒湿。凡逆行上溢而吐衄，错行下流而暴崩，皆属血热妄行，而亦有络脉伤损，瘀积肝旺所致。若经水过多者，色淡为虚，色深为热；或兼赤白带而下者，臭者为湿热，腥者为寒湿。

血枯与经逆者，并用益母胜金丹加牛膝主之。经阻溺窍者，调经饮并泽兰汤主之。经水紫黑者，生地四物汤加丹参、丹皮、益母草；淡红者，八珍汤主之；黄如米泔者，六君子汤加苡仁、扁豆。寒凝成块者，四物汤加桂心、牛膝；热结成块者，生地四物汤加丹参、丹皮、益母草。气血凝滞而作痛胀者，调经饮或四物汤加延胡、香附、木香。气虚血少，而或痛或热者，四物汤加人参、白术。泄泻溏利者，六君子汤主之。血热而上下妄行者，四物汤加丹皮、阿胶、黄芩、黑山栀。络脉伤而妄行者，或喜怒，或过劳，八珍汤主之。瘀血积则血不归经，独圣丸主之。肝火旺不能藏血者，逍遥散主之。其兼赤白带者，五苓散加减治之。

【点评】月经之疾，总关气血寒热虚实，常兼湿邪。

肝气

肝气者，妇女之本病。妇女以血为主，血足则盈而木气盛，血亏则热而木气亢，木盛木亢，皆易生怒，故肝气唯妇女为易动焉。然怒气泄则肝血必大伤，怒气郁则肝血又暗损。怒者，血之贼也。其结气在本位者，为左胁痛；移邪于肺者，右胁亦痛；气上逆者，头痛、目痛、胃脘痛；气旁散而下注者，手足筋脉拘挛、腹痛、小腹痛、瘰疬、乳岩、阴肿、阴痒、阴挺诸症。其变病也不一，随症而治之。

左胁痛，肝气不和，柴胡疏肝散，若七情郁结，用逍遥散、解恨煎；右胁痛，用推气散，如肝燥而皮泡胀痛者，瓜蒌散；头痛者，痛或连眉棱骨眼眶，逍遥散主之；目痛者，蒺藜汤加柴胡、山栀；胃脘痛者，沉香降气散、柴胡疏肝散并主之；手足筋脉拘挛者，肝气热也，五痿汤加黄芩、丹皮；腹痛者，木乘土也，芍药甘草汤主之；小腹痛者，疝瘕之气，橘核丸主之；瘰疬者，血燥有火也，消瘰丸散之，兼服逍遥散；乳岩①者，逍遥散、归脾汤二方间服；阴肿、阴痒、阴挺诸症，逍遥散主之，甚则龙胆泻肝汤。

【点评】肝主疏泄，与一身之气机运行相关。气滞、气逆、横窜、下注，可致妇人诸症，其治不离疏肝理气。又，气有余，便是火，肝火上炎、上亢、动血，须清肝而潜阳。诸症之中，唯乳岩最恶。虽逍遥散、归脾汤可用之，仍须明确相关疾病诊断。

带下

带症有青黄赤白黑之分，亦不必分属五脏，总之，不外乎脾虚有湿而已。用五味异功散加扁豆、苡仁、山药、泽泻等，无不愈者。倘挟五色，则加本脏药一二味亦可。若有热，加黄柏、莲心为得。

青色属肝，异功散加柴胡、山栀；黄色属脾，加石斛、荷叶、陈米；赤色属心，加丹参、当归；白色属肺，倍加苡仁；黑色属肾，加杜仲、续断。

【点评】带症不外脾虚有湿，五味异功散加味用之，二妙、三妙亦常选择。

---

① 乳岩：乳腺癌的中医病名。宋代陈自明《妇人大全良方》首先提出"乳岩"之名。

嗣孕

求嗣之法，别无他术，只有实心待人，广行善事而已。男子葆精，女子调经。《诗》曰："妇人和平，则乐有子。"男女有病，或气血不足，随症调理，无不得子者。至有孕之脉，左寸心脉动甚，为孕子之兆。心主血，心脉旺则血旺，故知有子。若两尺脉旺，与两寸迥别，亦为有子。若流利雀啄，亦为孕脉。盖经脉闭塞不行，故脉疾而歇至。此数月之胎也。或谓两寸皆浮大，主生二男；两手皆沉实，主生二女。若经断三月，以川芎末煎艾汤，空心服之，腹内微动者，即胎也。

葆精之道，首宜寡欲，次宜服药。

真水虚而左尺无力者，六味丸合五子丸，或左归丸。真火衰而右尺无力者，八味丸合五子丸，或右归丸。两尺俱无力者，十补丸合五子丸。精薄不凝者，六味丸合五子丸，加鱼鳔、鹿角胶之属。气虚不能射远者，赞育丹主之。

调经之法，见于月经篇。

血热者，益母胜金丹加生地、丹皮。血寒者，益母胜金丹加肉桂。气滞腹痛者，四物汤加延胡、香附、木香，或调经饮。气虚者，四物汤加人参、白术、黄芪。气血并虚者，毓麟珠主之。

【点评】嗣孕须男女同调。

胎前诸症

妊娠之月，宜节欲食淡；勿过劳，亦勿过佚，日常走动，以活其胎；屏绝嗔怒，以静其性；自然易生易育，儿亦聪明多寿矣，然儿在腹中，为时又久，一切皆能致病。备举其症，以示治法。

恶阻者，浊气闭塞中脘，停痰眩晕，呕吐满闷，宜二陈汤加枳壳主之；脾虚者，六君子汤加苏梗、砂仁、香附。

胎动不安者，起居不慎也，安胎饮主之。

胎漏者，经水忽下，血沥尽则胎不保，四物汤加防风、黄芩主之；如血虚，加茯苓、阿胶、艾叶；气虚下陷者，补中益气汤。

子悬者，胎上逼也，紫苏饮加减主之。更有气逆而厥晕者，名曰子眩，其症甚危，亦用前药。如脾虚挟痰者，六君子汤。

胎不长者，产母宿疾所致，五味异功散或八珍汤主之。

子烦者，烦心闷乱也，四六两月居多。火盛而烦，淡竹叶汤；若气滞而闷，宜二陈汤加白术、黄芩、苏梗、枳壳。

子痫者，血虚受风者，忽然口噤反张，其症最暴。受风者，羚羊角散定之；若怒动肝火者，佐以逍遥散；胎气上逆者，佐以紫苏饮。

子鸣者，小儿口中脱出胞乳，腹内哭声也。须曲腰就地，如拾物状，一二刻，疙瘩仍入儿口，即止。用四物汤加白术、茯苓，以安胎气。

子喑者，肾脉系舌本，为胎气壅闭，故不能言，不须服药，分娩后自能言矣。

小便不通者，小肠有热也，四物汤加黄芩、泽泻主之。然有胞胎坠压，胞系缭乱，点滴不通者，名曰转胞，其祸最速，茯苓升麻汤主之，或服补中益气汤，随服而探吐之。

胎水肿满者，名曰子肿。由胞胎壅遏，水饮不流所致，五皮饮加白术、茯苓主之；脾虚不能制水者，六君子汤。

乳自出者，名曰乳泣。生子多不育，八珍汤补之。

热病损胎者，病热而胎损腹中也，古方用黑神散下之，或平胃散加朴硝五钱下之，更稳。产母面赤舌青，其子已损；若面青舌赤，母亦难全，慎哉。

小产者，未足月而欲生，总因劳伤所致，急用安胎饮以安之。既产而腹痛拒按者，瘀血也，当归泽兰汤主之。

小产后血不止，或烦渴面赤，脉虚微者，气血大虚也，八珍汤加炮姜补之。若腹痛呕泻，脾胃虚也，香砂六君子汤加姜、桂。

【点评】胎前诸症治法方药，简明实用之风一以继之。

临产将护法

临产之月，一宜善养。勿呆坐，勿多睡；勿饱食，常食糜粥，以解饥渴；天热则择凉处，天寒则择暖室。二宜选稳。须预请老练稳婆，备办需用之物。临产时但用老妇二人撑扶，不许多人喧闹。三宜服药。怀孕八月，宜服保产无忧汤二三剂，临产时再服此剂。撑开道路，则儿易生。如或连日不产，用力太早，宜服加味八珍汤，以助其力。人生人系天生人，有自然之造化，不假人力强为。其有调护失宜而为逆产者，则命在呼吸，备列方法，以保两全。

冻产者，天寒气血凝滞，难以速生。须暖其室，厚其衣服。

热产者，暑月过热，恐头目昏眩，而生血晕，宜就凉处。若水阁风雨，更宜谨避。

横生者，儿方转身，用力太急也。产母宜安然仰睡，令老练稳婆先推儿身顺直，以中指探儿肩，不令脐带扳羁，然后用脱花煎催之，产母努力，儿即顺生。

倒产者，儿未转身，努力太早，手脚先出也。令稳婆轻手推入，若良久不生，稳婆手入产户，就一边拨转儿头，服脱花煎。

偏产者，儿已转身，母努力太急，逼儿头偏一边，虽露顶，非也，乃额角耳。令稳婆轻手扶正其头，儿即下。若儿顶后骨偏注谷道，露额，稳婆轻手于谷道外旁托正，产母努力，即生。

碍产者，儿转身时，脐带绊其肩，以致不生。稳婆轻手推儿向上，以中指按儿肩，脱去脐带，即生。

盘肠产者，临产子肠先出，然后生。子肠出时，以洁净漆器盛之，用蓖麻子四十九粒研烂，涂产母顶，肠即收，急洗去其药。其肠若干，以磨刀水少许温润之。又有用麻油纸燃点灯，吹熄，以烟熏其鼻，肠即上。

交骨不开，有锁骨者，有血虚不能运达者，令稳婆以麻油调滑石，涂入产门，或用两指缓缓撑开，服加味归芎汤、脱花煎。

产门不闭，气血虚也，八珍汤补之；如不应，十全大补汤。

胞衣不下者，因力乏不能努力，宜用物系定，再服归芎汤，即下。或血入胞衣，胀大不下，心腹胀痛，喘急，急用清酒送失笑丸三钱，其衣自下。如不应，花蕊石散、牛膝散亦得。

【点评】古法临产将护，传统特色鲜明，可知中医药在中华民族繁衍生息中发挥了重要作用。

产后诸症

产后最宜将护。一曰倚坐。上床以被褥靠之，暑月以凳靠之，不可遽然睡倒，须至十日后，方可平睡。常以手从心摩至脐下，俾瘀露下行。二曰择食。初生后宜专食粥，半月后方可食打开鸡蛋，满月后可食羊肉、猪蹄等物。三曰避风、养神、少言语。大忌梳头濯足，恐招风湿。四曰服药。初产毕，即用生化汤或归姜汤，以驱瘀血，自然安吉。其有变生他症者，随症而治之。

【点评】产后护理诸项，深合医理。

产后血晕者，瘀血上攻，胸腹胀痛拒按，宜归芎汤下失笑丸；若去血过多，心慌自汗，用归姜饮加人参，甚则加熟附子。

产后不语者，由心肾不交、气血虚弱所致，七珍散、归脾汤并主之；若虚火上炎，六味地黄丸。

产后发热者，若无风寒表邪之象，则血虚也，四物汤加黑姜补之，或加童便为引更效；如有脾虚伤食，用异功散加神曲、麦芽。大凡风寒发热，昼夜不退。若血虚与伤食发热，则晡热晨退，然伤食更必吞酸、嗳腐、满闷，以此为别。更有气血大虚，阴躁作渴者，乃阳随阴散之危候，十全大补汤救之。

【点评】产后发热，有表证者，可参仲景"热入血室"之论，予小柴胡汤。

狂言如见鬼神者，有败血上冲，胸腹胀痛，宜泽兰汤并失笑丸；若血虚神不守舍，则心慌自汗，宜安神定志丸加人参、归芎治之，归脾汤亦得。

心神惊悸者，心血空虚也，七福饮、秘旨安神丸之类。

汗多变痉者，阳气大虚也，十全大补汤主之。

产后身痛，若遍身手按更痛者，瘀血凝滞也，四物汤加黑姜、桃仁、红花、泽兰化之；若身痛喜按者，血虚也，四物汤加黑姜、参、术补之；若兼风寒，必头痛鼻塞恶寒，宜古拜散加当归、川芎、秦艽、黑姜散之。

产后腰痛，若上连脊背，下连腿膝者，风也，独活寄生汤主之；若专腰痛者，虚也，八珍汤加杜仲、续断、肉桂；若恶露不尽，痛如锥刺者，速用桃仁汤化之，免作痈肿。

产后心腹诸痛，受风寒者，口鼻气冷、停食者，吞酸嗳腐，俱用二香散；惟瘀血作痛，若刀锥之刺，失笑丸主之；其中气虚寒，腹中冷痛，得热则止者，理中汤加桂心；若小腹痛处有块，不可手按者，此名儿枕痛，瘀滞也，失笑丸主之。

恶露不绝者，因肝气不和，用逍遥散；因脾不统血，用归脾汤；若因瘀滞而新血不得归经，必腹痛拒按，归芎汤下失笑丸。

蓐劳者，寒热食少头胀肢痛，最难调治，八珍汤养之。

喘促者，荣血暴竭，卫气无依，最为难治，六味地黄汤加人参；若脾肺两虚，四君子汤加黑姜、当归；若瘀血入肺，口鼻起黑气及鼻衄者，此肺胃将绝之候，急服参苏饮；如厥冷自汗，更加附子，间有得生者。

产后乳少，由元气虚弱，八珍汤主之；若乳房掀胀，是未通也，速宜吮通，服王不留行汤；若为儿口吹气，壅肿不通，不急治即成乳痈，速服瓜蒌乳香散，敷香附饼；若儿饮不尽，留乳作肿者，亦如前法；亦有郁怒而乳肿者，于瓜蒌乳香散内加柴胡、赤芍、橘叶、甘草。

乳痈初起，由胆胃热毒，服瓜蒌乳香散，敷香附饼即消。如已成脓，则以神仙太乙膏贴之，吸尽脓则愈矣。

乳岩初起，内结小核，不赤不痛，渐大而溃，形如熟榴，内溃深洞，此脾肺郁结，气血亏损，最为难治。初起用加味逍遥散、加味归脾汤,二方间服,亦可内消。及其病势既成,虽有卢扁,亦难为力。

乳卸者,乳头拖下一二尺,此肝经风热发泄,用小柴胡汤加羌防主之,蓖麻子四十九粒、麝香一分,研涂顶心,俟乳头收上,即洗去。

【点评】女科证治,涉经、带、胎、产诸门,虽非面面俱到,然仅提纲挈领,可期举一反三。而欲再精,则《妇人大全良方》《傅青主女科》等仍需细细研读。

妇人科列方

益母胜金丹　调经行血。

砂仁拌熟地　酒蒸当归　酒蒸茺蔚子　土炒上白术　酒炒香附各四两　酒炒白芍　酒蒸丹参各三两　酒蒸川芎二两五钱

以益母草八两,酒水各半熬膏,蜜丸。开水下。

独圣丸　去瘀积。

五灵脂去土,炒烟尽

为末,醋丸。酒送下。

蒺藜汤　治目赤肿痛。

白蒺藜一钱五分　荆芥　赤芍各一钱　羌活　防风各七分　甘草五分

加有须葱白二段

龙胆泻肝汤　治肝经湿热。

龙胆草　泽泻各一钱　车前子　木通　生地　山栀　酒炒当归

黄芩 甘草各五分

解恨煎 治暴怒伤肝，气逆胀满。

陈皮 半夏 厚朴 茯苓各一钱五分 苏叶 芍药各一钱 砂仁七分
如胁肋胀痛，加白芥子一钱；如胸膈气滞，加枳壳、香附、藿香。

调经饮 治经阻气滞而作痛者。

当归三钱 牛膝 山楂 香附各二钱 青皮 茯苓各一钱五分

五子丸 此方同六味丸八味丸合成，为种子之方。

枸杞子 菟丝子各四两 五味子 车前子 覆盆子各二两 石斛六两
熬膏，蜜丸。开水下四钱。

赞育丹 治男子精衰阳痿而艰子息。

熟地 白术各八两 当归 枸杞各六两 杜仲 仙茅 韭 巴戟肉
山茱萸 淫羊藿 肉苁蓉各四两 蛇床 附子 肉桂各二两

毓麟珠 治妇人气血虚而经不调，不孕者。

人参 白术 茯苓 芍药 川芎 炙草 杜仲 鹿角霜 川椒各
二两 熟地 当归 菟丝子各四两
蜜丸。空心服。

安胎饮

当归 川芎 白芍 熟地 茯苓 阿胶各一钱 白术三钱 炙草
艾叶各三分

紫苏饮

当归 川芎 紫苏各一钱 炙草 人参 白芍各五分 大腹皮八分
加姜一片，葱白一寸。

淡竹叶汤

淡竹叶七片　黄芩　知母　麦冬各一钱　茯苓二钱

羚羊角散

羚羊角　独活　当归各二钱　川芎　茯神　防风　炙甘草各七分
钩藤三钱　桑寄生二钱　人参八分

茯苓升麻汤　治妊娠小便不通。

茯苓赤白,各五钱　升麻一钱五分　当归二钱　川芎一钱　苎根三钱
或调琥珀末二钱服更佳。

黑神散　隆冬寒月,及体气虚寒者用此。

桂心　当归　芍药　炙草　干姜　生地各一两　黑豆二两　附子炮,
去皮,五钱

当归泽兰汤

当归　泽兰　酒芍　川芎　熟地各一钱五分　延胡索　红花　香附
丹皮各五分　桃仁七粒

保产无忧汤　临产日,先服一二剂。

酒洗当归一钱五分　川贝一钱　黄芪八分　艾叶七分　酒芍一钱二分
菟丝子一钱四分　姜汁炒厚朴七分　荆芥八分　枳壳六分　川芎一钱三分
羌活五分　甘草五分　姜三片

加味八珍汤

人参　白术各一钱　茯苓八分　当归五钱　炙草三分　川芎一钱五分
酒芍二钱　熟地一钱五分　乳香五分　酒炒丹参三钱　益母草二钱

加味归芎汤

当归五钱　川芎三钱　龟板童便炙,三钱　妇人头发一握,烧灰存性

脱花煎 凡将产，先服此药催生最佳。胎死腹中，加朴硝三钱即下。

当归_{八钱} 肉桂_{二钱} 川芎 牛膝_{各二钱} 车前子_{一钱五分} 红花_{一钱}

失笑丸 治瘀血胀胞，并治儿枕痛。

五灵脂_{去土，炒} 蒲黄_炒

等分为末，醋丸。每服三钱，酒下。

花蕊石散 服此瘀血化水，其人即苏。

花蕊石_{一斤} 上色硫黄_{四两}

为末，和匀，入瓦罐封固，用炭煅二炷香，取研。童便酒下。

牛膝散 治胎衣胀急，缓则不救。

牛膝 川芎 炒蒲黄 丹皮_{各一两} 桂心_{四钱} 当归_{一两五钱}
共为末。每服五钱，水煎。

生化汤 产后去瘀要药。

当归_{三钱} 黑姜_{五分} 川芎_{一钱五分} 益母草_{一钱} 桃仁_{七粒，研}

归姜汤 产后心慌自汗。

当归_{三钱} 黑姜_{七分} 炒枣仁_{一钱五分}

七珍散

人参 石菖蒲 生地 川芎_{各一两} 防风 辰砂_{各五钱} 细辛_{一钱}
为末。薄荷汤调下。

古拜散 产后受风诸症。

荆芥穗

为末。每服三钱，生姜汤调下。

独活寄生汤

独活 桑寄生 防风 秦艽 威灵仙 牛膝 茯苓_{各一钱} 桂心_五

分　细辛　炙草_{各三分}　当归　金毛狗脊_{各二钱}

桃仁汤

桃仁_{炒，十粒}　当归_{三钱}　牛膝_{二钱}　泽兰_{三钱}　苏木_{一钱}

二香散　散寒消食。

砂仁　木香　黑姜　陈皮　炙甘草_{各一两}　香附_{三两}

共为末。

参苏饮

人参_{一两}　苏木_{三钱}

王不留行煎

王不留行_{一钱五分}　通草_{一钱}　赤芍_{一钱五分}　葱白头_{五个}　炒麦芽_{三钱}

瓜蒌乳香散

瓜蒌_{一个}　明乳香_{二钱}

酒煎服。

香附饼

香附_{一两}　麝香_{二分}

共研匀，以蒲公英二两，酒调药敷之。

神仙太乙膏　治一切痈疽。

元参　白芷　当归　肉桂　生地　赤芍　大黄_{各一两}　黄丹_{十三两，炒，筛}

用麻油二斤熬药，去渣成珠，入黄丹再熬为膏。

四物汤、逍遥散、泽兰汤、八珍汤、六君子汤、生地四物汤_{即四物汤去熟地用生地}、五苓散、异功散、六味丸_{即六味地黄汤}、二陈汤、补

分　细辛　炙草各三分　当归　金毛狗脊各二钱

桃仁汤

桃仁炒，十粒　当归三钱　牛膝二钱　泽兰三钱　苏木一钱

二香散　散寒消食。

砂仁　木香　黑姜　陈皮　炙甘草各一两　香附三两

共为末。

参苏饮

人参一两　苏木三钱

王不留行煎

王不留行一钱五分　通草一钱　赤芍一钱五分　葱白头五个　炒麦芽三钱

瓜蒌乳香散

瓜蒌一个　明乳香二钱

酒煎服。

香附饼

香附一两　麝香二分

共研匀，以蒲公英二两，酒调药敷之。

神仙太乙膏　治一切痈疽。

元参　白芷　当归　肉桂　生地　赤芍　大黄各一两　黄丹十三两，炒，筛

用麻油二斤熬药，去渣成珠，入黄丹再熬为膏。

四物汤、逍遥散、泽兰汤、八珍汤、六君子汤、生地四物汤即四物汤去熟地用生地、五苓散、异功散、六味丸即六味地黄汤、二陈汤、补

中益气汤、五皮饮、平胃散、香砂六君子汤、十全大补汤、理中汤即附子理中汤、小柴胡汤以上诸方俱见首卷；柴胡疏肝散、瓜蒌散、五痿汤、芍药甘草汤、橘核丸、消瘰丸以上诸方见肝部；推气散见肺部；沉香降气丸、归脾汤、十补丸、安神定志丸、七福饮、秘旨安神丸以上见心部；左归丸、八味丸、右归丸以上见肾部。

方名索引